LAS CINCO VERDADES DEL
BIENESTAR TRANSFORMACIONAL
Y LA SANACIÓN HOLÍSTICA

TÚ
ETERNA
JUVENTUD

DR. JEFF CRIPPEN, DC

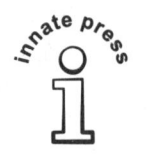

innate press

Publicado por Innate Press, un sello editorial de Brisance Books Group LLC

Impreso en Canadá

Edición en español: septiembre 2023
ISBN: 978-1-944194-95-6

Visita nuestro sitio web: CrippenWellness.com

092023

DEDICATORIA

Este libro está dedicado a ti…
a aquellos que se sienten atraídos por leerlo.

SALUD

1. Estado general de un organismo en un momento dado.

2. Fortaleza/solidez, especialmente de cuerpo o mente; libre de enfermedad o anormalidad.

3. Una condición de bienestar óptimo.

   De raíz indoeuropea: significa entero, ileso, de buen augurio.

PRÓLOGO

El explorador español Juan Ponce de León era un aventurero de corazón. Llegó a Florida en 1513 buscando fama y fortuna a través de la exploración. Se cree que sus días de exploración comenzaron en 1493 como parte de la segunda expedición de Cristóbal Colón al Nuevo Mundo. En este viaje a Florida, sin embargo, Ponce de León no buscó oro ni plata. En lugar de eso, se dice que buscaba la Fuente de la Juventud. La Fuente de la Juventud, objeto de la búsqueda de Ponce de León, era un manantial milagroso que podía rejuvenecer a cualquiera que bebiera de él. Si bien su ubicación exacta ha confundido a exploradores, historias de sus poderes han existido durante más de 2,500 años. De hecho, las referencias a las aguas curativas de la Fuente de la Juventud se remontan a la antigua Grecia.

Ponce de León nunca encontró la Fuente de la Juventud. De hecho, murió a consecuencia de un viaje posterior a Florida. Aunque nunca halló la eterna juventud, sí encontró la fama ya que su nombre aún se asocia con la búsqueda de la Fuente de la Juventud.

A menudo, cuando buscamos crear salud, miramos fuera de nosotros mismos. Buscamos la sabiduría de los médicos, la magia de los medicamentos milagrosos y los nuevos suplementos de moda para ayudarnos a acceder a nuestra propia fuente de la juventud. La realidad, no obstante, es que la búsqueda de la salud nunca se encontrará mirando fuera de nosotros mismos.

Lo sé porque pasé años buscando.

Lo que sigue en las páginas de *Eterna Juventud* es un relato muy personal de mi propio viaje. No buscaba una fuente de juventud; buscaba entender el verdadero significado de la salud para poder vivir, y no sufrir, durante mi propia juventud. Me enfermé por primera vez cuando tenía seis años y luego luché contra migrañas debilitantes durante más de una década. Estos dolores de cabeza, crónicos y abrumadores, me robaron muchas etapas de mi juventud.

Mis padres y yo depositamos nuestra confianza en médicos reconocidos, en medicamentos recetados y aprobados por la *FDA* (Administración de Fármacos y Alimentos en Estados Unidos, en inglés) y en los beneficios de innovaciones médicas para crear salud, al final del día yo – igual que Ponce de León - nunca encontré lo que buscaba.

Sin embargo, la respuesta siempre estuvo en mí.

De hecho, la palabra *youth* (juventud, en inglés) no se puede escribir sin las letras y-o-u (tú, en inglés). Dentro de ti es donde se encuentra el secreto de la eterna juventud.

Youth y *you* tienen la misma raíz – *yeu* – que significa fuerza vital o vigor juvenil. Para crear juventud, debemos – por supuesto – irradiar salud.

Este libro, de cierta forma, es mi propio viaje en busca de la fuente de la juventud. Sin embargo, en lugar de buscar un elixir mágico que se encuentra en las aguas de Florida, buscaba los principios que crean la salud.

Así como no puedes llegar a un destino sin entender por completo a dónde quieres ir, durante mi viaje por la salud descubrí que, si quería estar saludable, primero necesitaba entender lo que significaba eso.

Descubrí que la salud es el resultado de la aplicación consistente de cinco principios eternos. Si se aplican estos principios, la salud está garantizada. Si se ignoran o no se aplican, la enfermedad está asegurada.

El Prólogo de este libro presenta los muchos problemas de nuestro sistema médico para atender enfermedades. Presento estas fallas no para centrarme en qué está mal, sino reconocer las limitaciones de nuestro sistema y avanzar hacia soluciones que generen salud... en lugar de simplemente tratar enfermedades.

Como parte de la solución, este libro presentará cinco principios eternos que crean salud. En *Eterna Juventud* mostraré que la salud es el resultado final inevitable de la aplicación de estos principios y una total imposibilidad si se ignoran. Es a través de la aplicación de estos cinco principios que se crea la salud, que es una especie de juventud atemporal.

Como parte de la solución, este libro presentará cinco principios eternos que crean salud. En *Eterna Juventud* mostraré que la salud es el resultado final inevitable de la aplicación de estos principios y una total imposibilidad si se ignoran. Es a través de la aplicación de estos cinco principios que se crea la salud, una especie de juventud eterna.

Dicho esto, comencemos el viaje hacia la eterna juventud. Un viaje que comienza, por supuesto, contigo.

CONTENTS

> "Cuanto más atrás puedas mirar,
> más adelante podrás ver."
>
> **WINSTON CHURCHILL**

INTRODUCCIÓN

La Dr. Lisa Saunders, médico, periodista y profesora de la Escuela de Medicina de Yale cuya columna "Diagnóstico" del New York Times fue la inspiración para el programa de televisión *House*, escribió:

"Hace una década, me encontraba junto a mis 99 compañeros de primer año en nuestra bienvenida a las filas de la medicina: una 'ceremonia de bata blanca'. Aquí, en nuestro primer día de la escuela de medicina, nos presentaron las batas blancas cortas que nos proclamaban como parte del misterio y la disciplina de la medicina. Durante esa ceremonia, el decano dijo algo que se repitió a lo largo de mi educación: "la mitad de lo que les enseñamos aquí está mal; lamentablemente, no sabemos cuál mitad."

Esa cita, repetida a menudo por el Decano de la Facultad de Medicina de Yale, fue pronunciada originalmente por Charles Sidney Burwell, ex Decano de la Facultad de Medicina de Harvard hace más de 50 años. Es tan cierta hoy como cuando se dijo por primera vez.

Este libro explicará por qué la mitad de lo que se enseña en la facultad de medicina es incorrecto.

Comprender lo que falta en nuestro sistema actual de atención a enfermedades nos permitirá crear una idea más completa sobre la salud. Para hacerlo, bien haríamos en prestar atención a las palabras de Winston Churchill, quien aconsejó: "Cuanto más atrás puedas mirar, más adelante podrás ver". Entonces, para comprender mejor el futuro, primero debemos mirar al pasado.

La escuela de medicina no comienza con los escritos de grandes curanderos que describen qué es la salud. Tampoco comienza con los grandes filósofos y sus escritos sobre el bienestar del espíritu, la mente y el cuerpo. Como la pregunta *"¿Qué es la salud?"* nunca se pregunta, naturalmente nunca se responde. Esto deja el camino hacia la salud envuelto en misterio.

En cambio, la escuela de medicina comienza con todo menos esa pregunta... incluyendo los muchos nombres de las enfermedades del cuerpo, así como el estudio de las muchas partes del cuerpo como la anatomía, la fisiología, la bioquímica y la biología. Esto crea tres fallas en nuestro sistema médico:

1. No hay comprensión sobre qué es la salud. En lugar de eso, se gastan miles de millones de dólares para estudiar y tratar enfermedades mientras los pasos para promover la salud permanecen ocultos.

2. Se ignoran los primeros principios de la salud. Sin definir qué es la salud, ¿cómo vamos a saber si la tenemos?

3. La medicina ve el cuerpo de forma separada, ignorando el todo (espíritu, mente, cuerpo) y cómo los tres interactúan en unidad.

A pesar de la investigación, el conocimiento, la tecnología médica y la inteligencia de los educadores, la educación médica actual es profundamente defectuosa. Pero vamos, no tienes que creerme a mí.

Posiblemente has escuchado que la palabra *doctor* significa maestro. Esto es parcialmente cierto. Más exactamente, la palabra doctor proviene de la raíz *dek* que significa tomar o aceptar. Dek tiene la misma raíz que dogma y adoctrinamiento. *Doctor* significa enseñar, en el sentido de hacer que otros acepten sus ideas, enseñar al estilo "tengo la razón, tú no." Los médicos en la escuela de medicina son adoctrinados en el pensamiento médico, un proceso de pensamiento que es incorrecto el 50 por ciento de las veces. Debido a esto, todo nuestro sistema de atención a enfermedades se basa en una premisa defectuosa.

¿Qué tal si hubiera una mejor manera? ¿Qué pasaría si, en lugar de comenzar con la enfermedad, partes y piezas que componen el cuerpo, comenzáramos con los principios que eran verdaderos al principio y siguen siendo verdaderos hoy? Este libro trata sobre esos principios.

Para crear salud, debemos encontrar a los practicantes que siguen aplicando estos principios fundamentales en la actualidad. Estos practicantes no se encuentran a menudo en consultorios médicos o edificios burocráticos, sino ocultos a plena vista, aplicando diligentemente su oficio con los pacientes.

Para crear salud, no debes buscar médicos, sino sanadores. Mientras que algunos sanadores se han ganado el título de doctores, muchos no lo tienen. Los sanadores pueden tener muchos títulos, incluidos los de quiropráctico, naturópata, sanador energético, masajista, médico de medicina tradicional china, sanador védico, practicante de Reiki, iridólogo, doula, partera, practicante de medicina funcional, nutricionista, entrenador de bienestar, fisioterapeuta o incluso médico. El título no importa. Lo que importa es el resultado. Los sanadores sanan. Hacen esto integrando el todo. Mientras que *doctor* proviene de la raíz de la palabra tomar o aceptar (como tomar o aceptar las enseñanzas de otros), *salud* proviene de la raíz de la palabra que significa plenitud.

Mientras que el sistema médico centrado en la enfermedad se basa en tres fallas, un sistema de atención médica verdadero se basaría en cinco principios básicos:

1. El Principio Yellowstone: El Todo Es Mayor Que La Suma de Sus Partes

2. El Principio del Modelo A: No Existe Solución Única Para Todos Los Casos

3. El Principio Cuántico: El Poder de la Nada

4. El Principio de la Fuerza Olímpica: Como Problemas Titánicos Conducen a la Fuerza Olímpica

5. El Principio de Tu Yo Dorado: El Poder del Tú Infinito

¿Cómo descubrí estos principios? Inicialmente, durante mi viaje de dos décadas como paciente en el sistema médico de atención de enfermedades, y luego - durante otra década - como Doctor Quiropráctico enfocado en nutrición y sanación holística, aplicando estos principios para ayudar a los pacientes a crear sus propios viajes de salud. Así llegué a donde estoy.

Si me preguntan sobre mi historia de vida, sobre cómo avancé hacia una vida sana y plena, comenzaría esa historia diciendo que comenzó durante uno de los momentos más oscuros de mi vida…

Era miércoles por la noche o jueves por la tarde. ¿Qué importa el día? Me acosté de espaldas en mi cama, la ventana oscurecida, las luces apagadas, la puerta cerrada. Mi cabeza apoyada en una almohada. Di vueltas y vueltas durante horas, pero - como era de esperar - nunca pude sentirme cómodo.

Me dolía la cabeza, pero no cualquier dolor de cabeza. Lidié con dolores de cabeza "normales" durante años. Este no era uno de esos. Mi cabeza latía implacablemente. Llamarlo migraña sería subestimarlo. Me dolía tanto la cabeza que dormir era casi imposible. En reposo, sentí que la sangre corría por mi cerebro, un doloroso latido a la vez. Cuando me movía, mi corazón latía con más fuerza y los latidos de mi cabeza aumentaban. Cuando hice una mueca de dolor, los latidos empeoraron.

Los músculos de mi cuello presionaban mi columna vertebral y mi cráneo cada vez más cerca, lo que incluyó a mi cuello en la agonía. Al tacto, mi cuello estaba rígido e inflamado. También tenía náuseas. No había comido en un día o dos. A mi derecha, en mi mesita de noche, el sudor goteaba alrededor del ya caliente vaso de agua. A pesar de la sed, temía tomar incluso un sorbo de agua, ya que el hecho de darme la vuelta y alcanzar el vaso desencadenaría una nueva punzada de dolor desde la parte inferior del cuello hasta la sien derecha. Un dolor tan severo que podía provocar lágrimas. Si no me movía, el dolor permanecía constante, en un nueve de diez. Cualquier movimiento disparaba el dolor a 11 de 10, un nivel insufrible que había soportado intermitentemente durante 10 años. De hecho, ni tuve que moverme para empeorar el dolor de cabeza. Bastaba pensar para exacerbar la agonía. Mi cuello estaba incómodo. Me dolían los músculos.

Por desgracia, esta era la nueva normalidad para mí.

Así me sentía después de nueve rondas de analgésicos recetados. La botella junto a mi cama decía que los tomara cada 4-6 horas según fuera necesario. Cuando vives con un dolor constante e implacable, ¿qué significa exactamente "según sea necesario"? Había tomado analgésicos todos los días durante los últimos tres años.

Mientras yacía en la cama, esperaba, deseaba y rezaba, - como había hecho durante años - por algo, cualquier cosa, que me quitara el dolor.

Esa noche, todavía en la cama, me di la vuelta y cerré los ojos con la esperanza de que pasara el dolor. Cada vez que el dolor estaba en su peor momento, dudaba que alguna vez mejorara. Si bien el dolor nunca desaparecía, siempre mejoraba, generalmente en dos días, tres como máximo. Sin embargo, en el peor de los casos era imposible estar seguro de que alguna vez mejoraría. Cuando estaba a mitad del dolor de cabeza y pasaban las horas - en lugar de saber que estaba más cerca del final - mi mente se llenó de miedo, pavor y duda. ¿Qué pasa si mi dolor de cabeza no mejora esta vez? ¿No tendría que haber mejorado? Traté de dormir e ignorar los sentimientos de depresión que llegaban con lo peor del dolor. Mientras rezaba para que el dolor desapareciera, el reloj avanzaba increíblemente lento.

Pero esta vez, en lugar de ceder a la depresión, decidí contraatacar. Por alguna razón, ese día en particular - después de una década de dolor - tomé una decisión. Una decisión que cambiaría mi vida para siempre. Decidí que no seguiría viviendo así, si es que a eso se le podía llamar vivir. Durante la última década, las actividades normales de la infancia (practicar deportes, leer, ir al cine con amigos, incluso salir con compañeros de clase) estuvieron casi ausentes de mi vida. Fuera de la escuela, veía más seguido a los doctores que a mis amigos.

O encontraba la solución a mis dolores de cabeza o - me estremecí ante el siguiente pensamiento - tomaría cartas en el asunto. Pondría fin al dolor por cualquier medio necesario. De una forma u otra, decidí que acabaría con el dolor… incluso si significaba quitarme la vida.

Al escribir esto hoy, años después del dolor, me asusta ver esas palabras en el papel. Llegué a una especie de desesperación de vida o muerte. Estaba decidido a resolver el problema de una forma u otra. Con esa intención, comenzó el viaje.

"La mayoría de las ideas fundamentales de la ciencia son esencialmente simples y, por regla general, pueden expresarse en un lenguaje comprensible para todos".

ALBERT EINSTEIN

CAPÍTULO 1
EL PROBLEMA TITÁNICO

El 10 de abril de 1912, el *RMS Titanic*, con 2,227 pasajeros y tripulantes, llegó a salvo a puerto y esperaba su primer y único viaje transatlántico. En ese momento, el *Titanic* era el barco más grande jamás construido, con casi 900 pies de largo, 25 pisos de alto y un peso mayor a 46,000 toneladas. Era el barco tecnológicamente más avanzado del mundo. Los transmisores inalámbricos que podían transmitir hasta 2,000 millas, más lejos que cualquier otro barco existente, fueron ejemplo de esta innovación. Una segunda innovación fue la presencia de compartimentos sellados, subdivisiones del casco capaces de cerrarse herméticamente en caso de emergencia. Incluso en el peor accidente posible en el mar, estimaron los constructores del *Titanic*, el barco permanecería a flote durante un mínimo de dos o tres días. Eso daría suficiente tiempo para rescatar de manera segura a todos los pasajeros y la tripulación a bordo. Esto, asumían, era el peor resultado posible. Por su tamaño e innovación, el barco se consideraba insumergible. Sin embargo, la historia del *Titanic* no es una historia de tecnología, innovación ni la del barco más grande jamás construido. No es la historia de un salto cuántico en el transporte marítimo.

Para nada. La historia del *Titanic*, como sabemos, es una historia de desastre.

¿Qué hundió el *Titanic*? Esta pregunta ha fascinado al público y a los investigadores durante más de un siglo. Poco después de su hundimiento, se iniciaron investigaciones en ambos lados del Atlántico para responder esta pregunta. Durante décadas posteriores, otros han investigado el desastre marítimo más famoso. Sabemos que el *Titanic* chocó contra un iceberg alrededor de las 11:40 p.m. de la noche el 14 de abril de 1912. La colisión abrió un corte de 300 pies en el casco de estribor. ¿Cómo resultó esto en el hundimiento del barco más grande y tecnológicamente más avanzado jamás construido? Esta pregunta es la que, más de 100 años después, todavía no podemos responder. Richard Corfield escribió para el Instituto de Física: "Nadie envió al *Titanic* al fondo del Atlántico Norte. Más bien, el barco fue atrapado por una tormenta perfecta de circunstancias que conspiraron para su perdición".

Examinemos algunas de las circunstancias que contribuyeron al hundimiento de un barco "insumergible" y más de 1,500 muertes:

1. Poco después del hundimiento, el New York Times citó a un funcionario estadounidense que dijo que el clima invernal había producido "una enorme cantidad de icebergs."

2. En la noche del desastre, vendavales constantes del noreste empujaron el hielo cientos de millas más al sur de lo que normal en esa época del año.

3. Los astrónomos han especulado que el sol y la luna estaban alineados de tal manera que podrían haber provocado mareas inusualmente altas en enero de 1912, desalojando icebergs en el Mar de Labrador justo al suroeste de Groenlandia y llevándolos hacia las aguas del Atlántico Norte que sumergieron al *Titanic* meses después.

4. En la construcción del *Titanic* se utilizó acero de baja calidad (acero con alto contenido de contaminantes como azufre y escoria), lo que creó un casco más frágil. Tras el impacto, el débil casco se rasgó en lugar de doblarse.

5. El Capitán Smith, renombrado capitán del *Titanic*, ignoró no una o dos, sino al menos siete advertencias diferentes de icebergs dentro de las 24 horas posteriores al desastre. Mientras que otros barcos prestaron atención a las advertencias y redujeron la velocidad o apagaron sus motores, el *Titanic* sólo tomó precauciones mínimas.

6. Otra teoría culpa a los vigías de no tener binoculares, los cuales estaban encerrados en un armario de almacenamiento porque dejaron la llave en Londres.

7. No sólo no disminuyó la velocidad, sino que el Capitán Smith mantuvo una velocidad de 20 nudos a través del campo de hielo. Esto era casi la velocidad máxima del *Titanic*, lo que hizo más difícil evitar el iceberg una vez detectado.

8. La evidencia sugiere que pudo haber estallado un incendio en una sala de calderas de carbón antes de que el *Titanic* partiera de Inglaterra, el cual permaneció ardiendo por días durante su viaje. De ser así, el fuego habría debilitado la estructura del barco, lo que habría provocado aún más daños por la colisión.

9. La altura insuficiente de los compartimientos sellados

horizontales - y que los compartimientos no se sellaron verticalmente - permitió que el agua se derramara por las paredes hacia el resto del buque y agudizara los daños. Como ejemplo, imagina agua en una bandeja de cubitos de hielo. El agua permanece en un compartimento hasta que, con suficiente agua, se derrama al siguiente cubo. Los compartimentos sellados del *Titanic* se construyeron así, con paredes demasiado cortas entre compartimentos para contener el agua y sin compartimentos sellados verticalmente (sin tapa en la bandeja de cubitos de hielo). Esto significa que el agua en un cubo no estaba contenida, sino que se desbordaba a otros cubos.

10. Faltaban botes salvavidas. El *Titanic* no tenía suficientes botes salvavidas para todos los pasajeros y la tripulación, lo que hizo imposible evacuar de forma segura a todos.

Incluso con todas estas razones, nuestra comprensión de por qué se hundió el *Titanic* y las muertes resultantes es incompleta. Ninguna de estas explicaciones es suficiente para explicar el desastre. Muchos otros barcos cruzaban las mismas aguas heladas, a través de las mismas traicioneras condiciones invernales, en la misma ruta y al mismo tiempo. Ninguno de ellos golpeó un iceberg. Asimismo, aunque había icebergs en el océano y las condiciones eran inusualmente peligrosas, ningún otro barco se hundió esa noche. De hecho, no había habido un gran hundimiento en los 10 años previos. Por lo tanto, estudiar las condiciones no es suficiente. Para comprender verdaderamente la causa del desastre, debemos comprender por qué el *Titanic* era susceptible y, lo que es igual de importante, por qué los otros barcos no lo eran.

Lo que causó esta tragedia no fue ninguna de las 10 razones enumeradas anteriormente. No, la causa subyacente era mucho más grande y mucho más letal. ¿Podemos culpar a los botes salvavidas? ¿Cuántos botes salvavidas había en el *California* o el *Carpathia*, otros dos barcos que navegaban en aguas similares esa noche? La respuesta es, ¿a quién le importa? En última instancia, no importó porque no se hundieron. Obviamente, es prudente tener suficientes botes salvavidas, pero es mucho más inteligente no necesitarlos nunca en primer lugar.

En pocas palabras, lo que hundió al *Titanic* fue la creencia de que era insumergible. Esta única idea errónea contribuyó directamente a cada explicación de por qué se hundió el *Titanic*. Había suficiente espacio en la cubierta para albergar botes salvavidas para todos los pasajeros y la tripulación, ¿pero quién necesita botes salvavidas en un barco insumergible? Otros barcos navegaron con seguridad las aguas infestadas de icebergs esa noche y todo el invierno, ya sea alterando el rumbo, disminuyendo su velocidad o - como hizo el *California* - prestando atención a las advertencias y apagando los motores por la noche. Sin embargo, el Capitán Smith, al describir el *Titanic*, dijo: "No podía concebir que le ocurriera ningún desastre vital a este barco... la construcción naval moderna ha ido más allá de eso". Un exceso de confianza sin duda influyó en su decisión de ignorar las advertencias del iceberg y mantuvo altas velocidades a través de las aguas heladas. Sobre los binoculares guardados, tengo que imaginar que, si hubiera una preocupación real sobre la posibilidad de que el barco se hundiera y la consiguiente pérdida de 1,500 pasajeros y tripulantes, alguien habría encontrado la manera de abrir el armario de suministros. ¿Correcto?

El 10 de abril el *Titanic* fue considerado insumergible. A las 2:20 a.m. del 15 de abril, el *Titanic* se había hundido.

El sistema médico occidental actual se asemeja al *Titanic* cuando se encontraba en Southampton, 111 kilómetros al suroeste de Londres días antes de zarpar. El sistema médico alopático cuenta con los hospitales más grandes del mundo, los médicos más inteligentes y la tecnología más avanzada. Alopatía es el nombre del sistema médico convencional, el de tratar enfermedades con medicamentos y cirugía. Por ejemplo, si tienes presión arterial alta, la medicina prescribe una droga para bajar la presión arterial. Esto es la alopatía: identificar el síntoma o la enfermedad para hacer algo opuesto. ¿ Tienes cáncer? Irrádialo o extráelo. ¿Dolor de rodilla? Toma un analgésico o hazte una cirugía para reparar la articulación. La alopatía describe un sistema médico basado en la eliminación de los síntomas.

El sistema médico de Estados Unidos es una economía de 3.5 billones de dólares. Si fuera su propio país, sería la cuarta economía más grande del mundo. La atención médica incluye más de 4,000 procedimientos médicos y quirúrgicos, sumado a más de 6,000 medicamentos aprobados por la FDA. El genoma humano ha sido completamente mapeado y ahora se usa para crear intervenciones terapéuticas específicas. Agrega a esto la realidad virtual, la robótica y una base de conocimientos en expansión exponencial de las ciencias básicas y el sistema médico es considerado lo mejor de lo mejor, casi de forma incuestionable. Cuando era niño y tenía fiebre, dolor de cabeza o un hueso roto, ni mis padres ni yo considerábamos ir a ningún otro lado que no fuera al médico. ¿Adónde más iríamos?

No obstante, incluso con la mejor tecnología y las mentes más brillantes, el desastre acecha en la oscuridad. Algunos informantes y observadores con información privilegiada advierten de este posible desastre. Una de esas voces fue la Dra. Barbara Starfield, la máxima informante, doctora en medicina y jefa del Departamento de Políticas y Gestión de la Salud de la Universidad Johns Hopkins. En el año 2000, la Dra. Starfield publicó el provocador artículo "¿La Salud de los Estados Unidos Realmente Es La Mejor del Mundo?" en el Diario de la Asociación Médica Americana (JAMA). Afirmó que la atención médica alopática (a la que había me habían enseñado a ir desde que nací) era la tercera causa principal de muerte, solo detrás de las enfermedades cardíacas y el cáncer. Mataba a más personas que la diabetes, la influenza, la neumonía, la enfermedad renal y el suicidio combinados. ¿Cómo es posible que los mejores médicos - formados en las mejores facultades de medicina como parte del sistema médico más caro del mundo - maten a más personas que cualquier otra cosa que no sea cáncer o enfermedades del corazón?

Trágicamente, hay aún peores noticias.

En 2006, el Dr. Gary Null, experto de renombre internacional en el campo de la salud y la nutrición - junto a su equipo de médicos y doctores - revisó la investigación de la Dra. Starfield. Descubrió que sus estimaciones eran incorrectas; la verdad era mucho peor. Según su investigación, la atención médica alopática no mata a unos pocos cientos de miles de personas al año como afirmó la Dra. Starfield, sino a entre 700,000 y 1,000,000 de pacientes de los Estados Unidos cada año. Este número total de víctimas coloca a la atención médica como la principal causa de muerte, matando a más personas que el cáncer y las enfermedades cardíacas. Para llegar a esta conclusión, el Dr. Null y su equipo encontraron:

ï   199,000 muertes por errores médicos en entornos ambulatorios

ï   Entre 200,000 y 400,000 muertes por los efectos secundarios de medicamentos prescritos correctamente y errores médicos en los hospitales

ï   115,000 muertes por úlceras de presión o escaras durante la estancia hospitalaria

ï   88,000 muertes por infecciones en establecimientos de atención médica.

ï   108,000 muertes por desnutrición y deshidratación en asilos de ancianos

ï   37,136 muertes por procedimientos quirúrgicos innecesarios

Sobre los peligros de la medicina, dos expertos médicos coinciden en que el sistema es mortal. Difieren solo en el alcance de la mortalidad.

Asimismo, muchos icebergs en el agua amenazan nuestro sistema de atención de enfermedades alopáticas. Nos advierten del desastre que se avecina.

ï   Según las clasificaciones más recientes de la Organización Mundial de la Salud (OMS), publicadas en 2000, el sistema de atención médica de los Estados Unidos ocupa el puesto 37 en el mundo.

ï   Las enfermedades cardíacas matan a más y más personas cada año a pesar de los increíbles avances en cirugía a corazón abierto, robótica y diagnóstico.

ï   A pesar de gastar más de medio billón de dólares ($500,000,000,000) en investigación del cáncer desde que el presidente Richard Nixon declaró la guerra contra el cáncer en 1971, las tasas de mortalidad por cáncer apenas han cambiado durante el último medio siglo.

ï   En los Estados Unidos, gastamos más de 3.2 billones de dólares por año - más del 20% de nuestro PIB y casi $1,000 por mes por cada hombre, mujer y niño en este país - en atención médica. Esos 1,000 dólares por mes exceden los presupuestos de la mayoría de las personas para alimentos, gas, vivienda y otras necesidades comunes.

ï   La atención de enfermedades alopáticas es la causa número 1 de bancarrota personal en los Estados Unidos.

ï   Medicare es el pasivo no financiado más grande de nuestro gobierno, con un déficit proyectado tres veces mayor que el del Seguro Social.

Estas son las alarmas que se escuchan en los transmisores inalámbricos, advirtiéndonos de un desastre del *Titanic*. Son los icebergs en el horizonte. Sin embargo, así como los operadores inalámbricos del *Titanic* continuaron enviando mensajes privados para los pasajeros de primera clase en lugar de prestar atención a las advertencias de iceberg de otros barcos, navegamos en un barco que se hunde mientras ignoramos el desastre inminente.

El mensaje de este libro es que el problema más importante que aqueja a la medicina occidental es el dogma del cuidado de enfermedades, un malestar que brota de suposiciones defectuosas y se convierte en malestar y muerte. Es esta percepción errónea la que subyace al hundimiento del sistema médico.

¿Cuáles son las suposiciones falsas sobre las que se basa el sistema que hunde la atención médica? Es la creencia en el reduccionismo, estudiando lo específico e ignorando el todo. Es la creencia en un enfoque único para todos, ignorando la individualidad. Es la creencia en el materialismo, que todo lo que importa es la materia, ignorando nuestra naturaleza energética. También es la creencia de que lo que importa es lo que se puede medir y el desconocimiento de los efectos de los intangibles como el estrés. Son estas falsas creencias las que explican cómo la brillantez de los médicos, las maravillas de la innovación médica y el gasto prolífico en tratamientos para el cuidado de enfermedades pueden resultar en un sistema tan dañado que es la causa número uno de muerte, incluso más que las enfermedades cardíacas y el cáncer. Es un sistema tan roto que el sistema de atención de enfermedades de los Estados Unidos - el epicentro de esta idea de salud - ocupa un lugar más bajo, según la

Organización Mundial de la Salud, que otros 36 países. El barco de la medicina hace agua.

Se hunde porque aplicamos un paradigma útil para tratar enfermedades esperando que cree salud. En una crisis de salud aguda, necesitamos medidas heroicas. En casos así, es aceptable ignorar los principios de la salud ya que no tienen intención de crear salud. Nadie realiza una cirugía de emergencia después de un accidente automovilístico con la intención de promover la salud. Se hace para evitar la muerte. Aplicar los mismos principios de medicina heroica - que salvaron una vida durante una emergencia - para crear salud solo termina en desastre.

Pese a ello, con todos sus defectos, ¿es realmente la medicina la principal causa de muerte? Cuando escuché esto por primera vez, me resultó difícil de creer. También fue difícil creerlo la segunda y tercera vez, especialmente con todo el conocimiento, la innovación, la investigación, la ciencia y las personas inteligentes y solidarias que forman parte del sistema. Sin embargo, después de pasar años yendo a médicos, tomando medicamentos, sometiéndome a una variedad de pruebas, explorando todo lo que el sistema médico tenía para ofrecer y sufriendo aún más enfermedades que cuando empecé a tratarme, me vi obligado a aceptar que el sistema médico no era omnipotente. Cuando reflexione sobre por qué el sistema médico no me ayudó, pienso menos en lo que se dijo en esas consultas y más en lo que no se dijo. Todas las visitas se enfocaban en tratar el problema - la enfermedad - con medicamentos o cirugía, pero nunca hablábamos de cómo mejorar mi salud.

¿Cuál es nuestra idea actual de la salud? ¿Cómo se compara con lo que propongo? Identificar el pensamiento actual sobre un tema es difícil, algo así como preguntarle a un pez cómo le gusta vivir en el agua. Para un pez, eso es todo lo que conoce. Solo cuando el pez salta fuera del agua y experimenta el aire por un breve momento es posible una comparación.

En mi caso, crecí viviendo como un pez en el mar del dogma médico. Pasé años de dolor antes darme cuenta que había otra opción. Este dogma médico del cuidado de la enfermedad permea todo el sistema médico occidental, la llamada medicina alopática.

En las últimas décadas ha surgido un nuevo paradigma médico: la medicina funcional.

El paradigma de la medicina funcional toma en cuenta todo el cuerpo y busca las causas subyacentes de la enfermedad. Utiliza tratamientos naturales para tratar estas causas. Por ejemplo, en el caso de la presión arterial alta, los profesionales de la medicina funcional pueden usar análisis de sangre y otras pruebas para identificar la causa subyacente de la presión arterial alta - como el estrés, la inflamación crónica o las intolerancias alimentarias - y tratarlas de manera integral con meditación, cambios en la dieta, suplementos y hierbas. La medicina funcional es un gran paso adelante de la medicina alopática, pero diría que podemos ir aún más lejos. Este libro trata sobre ese próximo paso. Si no evolucionamos, me temo que nuestra atención médica nos llevará a un desastre épico.

¿Cómo puede suceder esto? ¿Cómo pueden los investigadores decirnos que los mejores médicos que practican con la mejor tecnología son la causa número uno de muerte? Para entender cómo esto es posible, déjame darte el ejemplo de un paciente hipotético. Llamémoslo Joe.

Joe va a su médico para una visita de "bienestar" una vez al año. Cuando el médico de Joe descubre que su presión arterial está ligeramente elevada, le receta un medicamento para la presión arterial (inhibidor de la ECA). Seis meses después, Joe comienza a tomar ibuprofeno para un dolor de cabeza ocasional. A medida que su presión arterial continúa aumentando, agrega un segundo medicamento para la presión arterial; ahora es un bloqueador beta. En su próxima visita de bienestar, le recetan un medicamento con estatinas para su nivel de colesterol ligeramente elevado. Luego, Joe desarrolla dolor en las piernas, disfunción eréctil y comienza a sentirse triste y letárgico. Después, Joe recibe un antidepresivo y un medicamento para la disfunción eréctil. Su médico recomienda tratamientos con testosterona. Lo que comenzó como una visita de bienestar anual se convirtió rápidamente en más enfermedades y media docena de recetas.

Lo que Joe tal vez no sepa es que su primer medicamento, el inhibidor de la ECA, fue un fármaco de entrada que lo llevó por el camino farmacéutico de la atención de enfermedades. Los dolores de cabeza son un efecto secundario común de los inhibidores de la ECA. El ibuprofeno que toma para los dolores de cabeza tiene efectos secundarios que incluyen presión arterial elevada (¡círculo vicioso!) y, bueno, más dolores de cabeza. El segundo medicamento para la presión arterial de Joe - el bloqueador beta que necesita debido a los efectos secundarios del ibuprofeno - produce más efectos secundarios como fatiga, disfunción eréctil y sí, como seguro adivinaste, más dolores de cabeza. Los medicamentos para la presión arterial alta, específicamente los bloqueadores beta, también provocan niveles más altos de colesterol. A medida que aumentan los niveles de colesterol de Joe, se le receta estatinas para reducir el colesterol, un nuevo medicamento para los efectos secundarios del bloqueador beta que causa más fatiga, dolor muscular y aumento de peso. Así, en pocos años o menos, Joe pasó de ser alguien relativamente saludable a alguien que necesita cinco medicamentos recetados, tratamientos con testosterona e ibuprofeno solo para sobrevivir.

Este es un ejemplo de cómo un enfoque en los síntomas puede crear más enfermedades. Si bien un medicamento para la presión arterial fue el primer fármaco en el declive de Joe, el fármaco o tratamiento real que causa efectos secundarios no deseados es diferente para cada uno de nosotros. Los medicamentos, por supuesto, no son malos. De hecho, pueden salvar vidas... pero siempre tienen efectos secundarios. Incluso cuando salvan vidas, los medicamentos nunca son cuidado de salud; son cuidado de enfermedad. Los medicamentos se encargan de tus enfermedades, no de tu salud. Desafortunadamente para Joe y todos los pacientes como él, los efectos secundarios son la regla y no la excepción en el tratamiento farmacéutico de enfermedades.

La historia de Joe no es el peor escenario. Es posible que conozcas a alguien como Steve. Steve también fue a un médico para un examen anual. El médico le hizo un examen físico, análisis de sangre y una breve consulta. Declaró que Steve estaba sano y le pidió que regresara el próximo año. Días después, mientras jugaba con sus hijos, Steve cayó muerto de un infarto. ¿Cómo pudo el sistema médico considerar a Steve "perfectamente sano" meros días antes de sufrir un infarto fatal? La verdad es que no estaba "perfectamente sano". Solo un sistema que no comprende la salud - y, en cambio, solo se enfoca en el cuidado de la enfermedad - puede confundir estar libre de síntomas con estar saludable. Steve podría haber estado libre de síntomas, pero no estaba sano. Ambos términos - libre de síntomas y saludable - son tan diferentes como la vida y la muerte.

Cada efecto secundario nuevo hace más probable que a Joe le receten otro medicamento. Cada medicamento hace más probable que Joe tenga otro efecto secundario. Mientras tanto, se ignora el concepto de salud. Así gira el círculo vicioso de la atención de enfermedades.

Mientras tanto, la atención alopática permanece inactiva hasta que el paciente manifiesta una enfermedad diagnosticable que puede tratar. Hasta el 50% de todas las muertes cardíacas ocurren en pacientes sin antecedentes ni síntomas de enfermedad cardíaca. En el caso de Steve, cuando se presentó el primer síntoma, ya era demasiado tarde.

Ejemplos como Joe y Steve suceden todos los días. Es por historias como la de Joe que la atención médica es la principal causa de muerte, aunque ninguna de las dos se contaría como una muerte causada por medicamentos. En el caso de Joe, sigue vivo, aunque vive con los efectos secundarios provocados por medicamentos recetados correctamente. En el caso de Steve, no se cuenta como una muerte causada por la medicina ya que la suya es una muerte derivada del malentendido sistémico sobre qué es la salud.

Esto no quiere decir que la medicina no sea heroica y no salve vidas. Lo es y lo hace. Pero incluso cuando la medicina tiene éxito, lo hace con efectos secundarios omnipresentes. El problema para Steve y Joe no está en nuestra capacidad o incapacidad para diagnosticar enfermedades o crear, comercializar y fabricar nuevos medicamentos milagrosos, sino en nuestra incapacidad para usar esas herramientas para crear salud. Joe no está enfermo porque no pudo obtener los medicamentos que necesitaba; está enfermo porque pudo. Steve no está muerto porque no visitó a su médico para un chequeo regular, sino porque - cuando lo hizo - su médico confundió falta de síntomas con estar sano.

¿Por qué pasa todo esto?

Si bien hay cientos de opiniones diferentes sobre qué está mal en el sistema médico, al igual que hay muchas teorías sobre lo que hundió el *Titanic*, ¿puede haber una causa unificadora que las una a todas?

Con el *Titanic*, se creía que era insumergible. Esta falsa idea, en última instancia, es la responsable del desastre.

¿Hay una causa subyacente de nuestra crisis de atención médica? Sí, creo que la hay.

Un simple malentendido de la palabra salud está hundiendo nuestro sistema médico actual. Nuestra dificultad para definir qué es la salud está arraigada en nuestra incapacidad para crearla.

Comencemos con la definición oficial. La Organización Mundial de la Salud define la salud como "el estado de pleno bienestar físico, mental y social, y no solamente la ausencia de afecciones o enfermedades". Este es un excelente punto de partida para definir la salud, pero es más una definición teórica qué práctica de la salud. Para resaltar este punto, imagina entrar al consultorio de tu médico y pedir ayuda para "mejorar tu bienestar mental". Si intentas esto, es probable que tu médico te mire raro y, si aborda tu inquietud, puede recetarle un medicamento antidepresivo para ayudar con tu "bienestar mental". Ahora, algunos médicos pueden recomendar la meditación o la oración para mejorar tu bienestar mental, pero esas son las excepciones y no la regla.

La medicina moderna es la mejor del mundo para tratar enfermedades. Sin embargo, aunque realizar un bypass triple es heroico y salva vidas, no es cuidado de salud. El Dr. Denis Burkitt (quien descubrió el linfoma de Burkitt) dijo alguna vez que recaudar dinero para pagar ambulancias y un hospital en la base de un acantilado no es tan inteligente como construir una cerca en la parte superior que evite a los autos desbarrancarse.

La atención médica consiste en tratar los síntomas de la enfermedad. Recaudar dinero para ambulancias y construir hospitales en la base de un acantilado después de que ocurre un desastre. La prevención es construir una valla. Aún mejor es conducir con seguridad, minimizando la necesidad de cercas, ambulancias y hospitales.

En el caso del *Titanic*, la atención de emergencia es el *Carpathia* navegando a toda velocidad para recoger a los sobrevivientes. La detección temprana podría ser un mejor control de los compartimentos debajo del agua para diagnosticar fugas más rápido en caso de impacto. Sin embargo, ambas son formas de tratar mejor un problema que ya está presente. Lo óptimo, por otro lado, es evitar el iceberg desde un inicio. Al igual que con el *Titanic*, lo mismo ocurre con la salud: es mucho mejor crear salud que centrarse en la detección temprana o el tratamiento de una enfermedad que ya existe.

Todo lo demás es reorganizar sillas sobre el Titanic.

La idea dominante de salud es la de la medicina alopática. Aunque a menudo se le llama cuidado de la salud, no crea salud y tiene poco que ver con el cuidado. Como aprendí durante mis 15 años como paciente en el sistema médico y luego como estudiante en escuela quiropráctica, el tratamiento de enfermedades sigue un proceso simple de tres pasos:

Paso uno: diagnosticar el problema. Cuando tenía algún síntoma de niño, como fiebre y dolor de garganta, mi mamá me llevaba al médico.

Paso dos: tratar el problema. A menudo se hace con un fármaco o cirugía para abordar la causa. En caso de fiebre y dolor de garganta, un médico puede recomendar Tylenol para bajar la fiebre y recetar antibióticos para matar las bacterias.

Paso tres: eliminar los síntomas (el dolor de garganta y la fiebre) tomando el medicamento.

Dentro de este modelo de "cuidado de la salud", que en realidad es un sistema de tratamiento de síntomas, lo que nunca se pregunta es: ¿por qué había un síntoma en primer lugar? ¿Por qué me dolía la garganta? ¿Qué causó la fiebre? ¿Es demasiado simple decir que la fiebre y el dolor de garganta solo fueron causados por bacterias? ¿Hubo algún factor que pudo haber afectado mi susceptibilidad a la bacteria? Por ejemplo, ¿por qué solo un puñado de mis compañeros de clase se enfermaron cuando yo lo hice? O, ¿por qué mis padres no se enfermaron mientras dos de mis hermanas sí? O, ¿por qué no están siempre enfermos los médicos cuando pasan todo el día atendiendo enfermos? Claramente hay otros factores además de la presencia de bacterias que explican por qué algunas personas tienden a ser más susceptibles a las enfermedades mientras que otras se mantienen saludables.

Si tienes un síntoma, el tratamiento alopático funciona para revertir o eliminar ese síntoma con Tylenol, antibióticos o medicamentos para el dolor de cabeza que tomé cuando era niño. La alopatía es lo que se practica en la mayoría de los hospitales y consultorios médicos de este país. Todos los hospitales tienen una sala de emergencias, ¿pero alguna vez has estado en un hospital que tenga sala de salud? No es probable porque los hospitales atienden emergencias, no salud. La mayoría de los hospitales se organizan en torno a enfermedades, una unidad de quemados, una sala de cáncer o una unidad de cuidados intensivos. ¿Alguna vez has estado en un hospital con un piso de bienestar? No es probable porque eso no es lo que hacen. El modelo médico de "salud" no promueve ni restaura salud; trata enfermedades.

La promesa implícita en el cuidado de la enfermedad es que si tratas la enfermedad estarás más saludable, ¿cierto? Hay muchos tratamientos alopáticos que tienen como objetivo alejarnos de una enfermedad, pero el hecho de evitar la enfermedad no significa que nos acerquemos a la salud.

Tratar la enfermedad es muy diferente a promover la salud. De hecho, son casi opuestos.

Tomar medicamentos trata la diabetes. Comer una dieta de alimentos integrales y evitar azúcar refinada promueve la salud.

Los antidepresivos tratan el síntoma de la depresión. Crear una vida de más conexión y significado promueve la salud.

Las estatinas tratan los síntomas del colesterol elevado. Obtener cantidades óptimas de sueño y ejercicio promueve la salud.

Los medicamentos tratan los síntomas. Estar sano elimina la causa.

Hay una diferencia fundamental entre tratar los síntomas y promover la salud.

Si revisamos las actividades anteriores que promueven la salud (dieta de alimentos integrales, evitar los azúcares refinados, aumentar el ejercicio, dormir de manera óptima, vivir una vida más conectada y significativa), encontraremos que todas promueven la salud y que cada actividad no solo reduce su riesgo de una enfermedad. Cada una reduce el riesgo de casi *todas* las enfermedades. Reducir el consumo de azúcares refinados disminuye el riesgo de depresión y enfermedades cardíacas, pero también de cáncer, infecciones y diabetes. Vivir una vida con más significado y conexión disminuye el riesgo de enfermedades cardíacas y diabetes. La mejor parte de avanzar hacia la salud es que, por definición, te alejas de la enfermedad. No se puede estar sano y enfermo al mismo tiempo. Cuanto más sano estés, menos enfermo estarás.

Si bien hay una cantidad infinita de formas de tratar las enfermedades, hemos perdido de vista la idea de que a medida que nos volvemos más saludables reducimos el riesgo de todas las enfermedades. Debido a que la idea médica de la salud es un enfoque alopático del tratamiento de la enfermedad, tenemos una sociedad con más y más enfermedades, más y más gasto en medicamentos y cirugía para tratar la enfermedad, y menos salud.

Esto es importante porque para crear salud no necesitas saber sobre la enfermedad. Para crear salud, primero debes comprender qué es la salud y los principios a seguir. Si utilizas esos principios como guías en tu viaje hacia la salud, será inevitable que llegues a tu destino.

Volviendo al *Titanic*, la clave para aprender del desastre es - irónicamente - no estudiar lo que salió mal la noche del 14 de abril de 1912 sino qué se hizo bien con los 6,000,000 de pasajeros que navegaron los 10 años anteriores. En ese periodo sólo se perdieron seis vidas en altamar.

Los pacientes en países con hospitales más antiguos, menos acceso a los últimos medicamentos y tecnología obsoleta viven vidas más largas y saludables - a menor costo - que los pacientes en el hogar del modelo médico de atención de enfermedades: los Estados Unidos. Esos países son barcos inferiores en términos de tecnología, tamaño e innovación, pero superan al *Titanic* en las únicas métricas que importan: seguridad y confiabilidad.

La pregunta es, ¿por qué?

Hay cinco verdades que subyacen a la salud. Estos son los primeros principios, los componentes básicos que crean cuerpos saludables, alimentos saludables, comunidades saludables y, en última instancia, personas saludables. Son:

- El Principio Yellowstone: El Todo Es Mayor Que La Suma de Sus Partes

- El Principio del Modelo A: No Existe Solución Única Para Todos Los Casos

- El Principio Cuántico: El Poder de la Nada

- El Principio de la Fuerza Olímpica: Como Problemas Titánicos Conducen a la Fuerza Olímpica

- El Principio de Tu Yo Dorado: El Poder del Tú Infinito

Una sola creencia falsa puede socavar a grandes personas y grandes tecnologías, produciendo un desastre. Sucedió con el *Titanic* hace un siglo y está sucediendo hoy en día en el cuidado de la salud.

Llegó el momento de examinar el concepto de salud que crea la realidad actual.

Este libro presenta un conjunto fundamental de principios que guían la salud. Principios que son como la gravedad: invisibles, pero innegablemente obvios en sus efectos. Estos principios trascienden el consejo prescriptivo de comer esto y no comer aquello. De hecho, casi no habrá consejos de "haz esto, no hagas aquello" en este libro. En cambio, mi esperanza es que este libro sea como un nuevo sistema operativo en una computadora, un marco que hace que todo el sistema funcione mejor.

El sistema médico no está roto. Los médicos no son malos. Su tecnología e innovación no son defectuosas. El sistema médico, sus médicos y su tecnología e innovación son increíbles... para tratar enfermedades. Sin embargo, este sistema no está diseñado para construir salud. Al contrario, nos está matando.

La buena noticia es que, si nos deshacemos de nuestra idea defectuosa de la enfermedad y la reemplazamos con un nuevo concepto óptimo de la salud, podemos transformar un sistema médico que produce resultados fatales en uno que crea salud.

Así continúa mi historia…

"El todo es mayor a la suma de sus partes."

ARISTÓTELES (384-322 A.C.)

CAPÍTULO 2
EL
PRINCIPIO
YELLOWSTONE

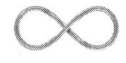

El Todo Es Mayor A
La Suma De Sus Partes

A principios de la década de los '90s, ecologistas del Parque Nacional de Yellowstone se enfrentaron a un problema titánico. Durante los 70 años anteriores, un ecosistema que alguna vez estuvo en equilibrio se salió de control sin que los ecologistas pudieran revertir la tendencia. Un síntoma obvio del cambio fue la creciente población de alces. Pero este no fue el único cambio. Muchos de los árboles perdieron su corteza, lo que provocó una disminución de los álamos. La población de pájaros cantores también había disminuido. Otros cambios en el ecosistema de Yellowstone fueron una disminución en la población de castores, la erosión de los arroyos y una reducción en los animales del río como ratas almizcleras, patos, peces, reptiles y anfibios: múltiples síntomas de un ecosistema enfermo.

Todos los síntomas del cambio, desde los castores hasta los ríos y los alces, estaban conectados a una sola causa.

La creciente población de alces provocó un sobrepastoreo de la corteza de los árboles, lo que llevó a menos álamos, destruyó el hábitat de los pájaros cantores y brindó menos madera para que los castores hicieran sus represas.

Menos represas dieron como resultado la erosión de los arroyos y un hábitat reducido para ratas almizcleras, patos, peces, reptiles y anfibios. Los naturalistas esperaban poder atacar el problema desde su origen: la creciente población de alces.

En la década de 1930, los encargados comenzaron a atrapar y sacar a los alces del parque; cuando eso no funcionó, les dispararon. Esto continuó durante décadas. Si bien mejoró un síntoma (la población de alces disminuyó), los otros síntomas - los árboles, las aves y los castores - permanecieron prácticamente sin cambios.

¿Qué más debían hacer? ¿Plantar más árboles de álamos? ¿Introducir más castores en el parque? ¿Drenar los arroyos y ríos para restaurar los hábitats de vida silvestre? Todas eran medidas lógicas - capaces de tratar un síntoma u otro - pero ninguno restauraría el equilibrio del ecosistema. ¿Por qué? Porque, como aprendieron los ecologistas, la solución a los cambios en Yellowstone solo se encontraría entendiendo el ecosistema como un todo, no como un conjunto dispar de síntomas inconexos.

Si bien los cambios en el paisaje de Yellowstone se hicieron más evidentes en la década de los '90s, el cambio comenzó a principios del siglo XX. Cuando el Servicio de Parques Nacionales tomó control de Yellowstone del ejército estadounidense en 1916, mataron sistemáticamente a todos los lobos del parque. Mataron a los 134 lobos durante los siguientes 10 años. Desde este punto hasta principios de los '90s, no hubo lobos en Yellowstone ya que eran considerados amenaza para el ganado y la ganadería.

Para balancear de nuevo al ecosistema, los ecologistas podían matar más alces, plantar más árboles, agregar peces, alimentar pájaros cantores, construir represas o, simplemente, reintroducir lobos.

Catorce lobos fueron reintroducidos en 1995 y 17 más al año siguiente. Treinta y un lobos en total se agregaron a un parque nacional de 2,2 millones de acres que abarca partes de Wyoming, Montana e Idaho.

Esta adición aparentemente pequeña produjo una serie de cambios notables.

Primero, los lobos - un depredador natural de los alces - ayudaron a disminuir la población de alces. Luego, la amenaza potencial de ser devorados cambió el comportamiento de los alces. Los alces se mudaron de los valles y desfiladeros, donde podían ser cazados fácilmente, a las áreas de madera pesada. Esto permitió que las áreas libres de los valles y desfiladeros se regeneraran. Los pájaros cantores y las aves migratorias regresaron a los nuevos árboles en regeneración. Los castores, con su fuente de alimentación de árboles restaurada, comenzaron a proliferar. Más castores llevó a más represas. Regresaron las nutrias, las ratas almizcleras, los patos y los peces que dependían de las represas como hábitat. El aumento de la vegetación estabilizó las riberas de ríos, revirtió la erosión en los lechos de ríos y creó un ecosistema más saludable.

Los cambios en Yellowstone no podían entenderse mirando solo una especie, un lugar o una planta. Las intervenciones dirigidas a tratar un solo problema solo produjeron cambios pasajeros; ninguno restableció la salud del todo.

En cambio, para restablecer el equilibrio del ecosistema, todas las piezas deben considerarse como partes del todo. Cada parte impacta a todas las demás.

Así como un ecosistema se compone de muchas plantas y animales individuales- de una variedad de especies, cada una de ellas independiente pero interconectada - el cuerpo humano también se compone de muchas partes independientes: células, órganos, tejidos y sistemas que se interconectan para formar un todo.

Esta idea de holismo encaja dentro del contexto de la naturaleza. Cuando reintroducimos lobos en Yellowstone, aceptamos la cascada de cambios como consecuencias naturales. En la naturaleza, entendemos que un cambio en una parte afecta al todo.

De alguna forma, con el tiempo empezamos a ver el cuerpo como ajeno a la naturaleza. En lugar de ver el cuerpo como un ecosistema completo, como lo haríamos con un parque nacional como Yellowstone, la medicina alopática trata al cuerpo como si operara de acuerdo con un conjunto de reglas diferente. El cuerpo, dice esa teoría, no es un todo sino una colección de partes. A esto se le llama reduccionismo, la idea de que un sistema complejo puede entenderse entendiendo las piezas que lo componen. Es este pensamiento el que nos permite extirpar un cáncer del cuerpo sin cambiar las condiciones que lo llevaron a crecer en primer lugar. El pensamiento reduccionista nos permite tomar un antibiótico para un resfriado, a menudo sin saber si los síntomas son causados por bacterias, en lugar de preguntarnos por qué el sistema inmunitario no combatió el virus en primer lugar.

En otro contexto, el pensamiento reduccionista permite el reemplazo quirúrgico de una rodilla sin evaluar la salud del conjunto. Específicamente, sin preguntar cómo y por qué la rodilla se degeneró en primer lugar. Y no, envejecer no es motivo suficiente para tener una rodilla lesionada.

Mis preguntas favoritas para los pacientes que usan el *"Estoy envejeciendo doctor"* para el dolor de rodilla es preguntar, cortésmente por supuesto: "Bueno, si ese es el caso, ¿cuántos años tiene su rodilla buena?"

La idea del reduccionismo no es universal, pero es fundacional para la idea médica de la salud. Quizás vino de la Revolución Industrial con su proliferación de máquinas para aumentar la producción y su migración simultánea a las ciudades y fuera de la naturaleza. Quizá fue la renovación de la educación médica que ocurrió tras el Informe Flexner en 1910, con su mayor enfoque en la investigación científica en las ciencias básicas como la fisiología y la bioquímica (las cuales se enfocan en las partes del cuerpo en lugar de la totalidad) a expensas del holismo. Sin embargo, sucedió. La idea médica de la salud exige que veamos el cuerpo humano como una colección de partes ajenas a la naturaleza.

Este cambio tuvo un profundo impacto en nuestra salud.

Es la diferencia entre disparar a alces y reintroducir lobos.

La idea de pensar en la salud del todo es fundamental para nuestra forma de ver la naturaleza. No necesitamos considerar la salud de más de 2,000,000 de acres de un parque nacional para ver el principio del holismo. Podemos observar el mismo principio en una sola hoja.

Cuando se trata de salud, las plantas son simples. No son como los humanos. No se quejan. No se olvidan de comer. No sabotean su salud con Oreos y *reality shows*. Crecen. Agregan dióxido de carbono (CO_2) a la luz solar para crear alimentos. Sobreviven.

Gracias a esto, sanar plantas es fácil.

Una planta saludable necesita cantidades óptimas de tres cosas: luz solar, agua y nutrientes (que se encuentran en suelo saludable). Una planta enferma, una con hojas marrones, necesita cantidades óptimas de tres cosas: luz solar, agua y nutrientes (que se encuentran en suelo saludable). Eso es todo; esa es toda la lista. La presencia o ausencia de enfermedad no cambia lo que la planta necesita para crear salud. Puede necesitar más o menos de cada uno, pero las plantas sanas son el resultado inevitable de cantidades óptimas de estos tres insumos.

¿Qué pasaría si las cosas fueran diferentes? Imaginemos que entramos en un mundo de plantas, un mundo que – para simplificar - llamaremos Plant World.

Imaginemos que Plant World ha avanzado mucho más allá de las ideas anticuadas de garantizar que las plantas necesiten cantidades óptimas de luz solar, agua y nutrientes. ¡Qué pasado de moda! ¡Qué anticuado! En cambio, en el progresivo e innovador Plant World, las plantas son tratadas como personas siguiendo el modelo alopático de tres pasos para tratar enfermedades: diagnóstico de la enfermedad ⊠ tratamiento con medicamentos o cirugía ⊠ eliminación del síntoma o la enfermedad.

Paso uno, diagnosticar la enfermedad. En el mundo de las plantas, antes de que se pueda ayudar a una planta enferma, primero necesitas - ¡por supuesto! - un diagnóstico. ¿Cómo puedes tratar una planta sin nombrar la enfermedad? En el cuidado alopático de las enfermedades de las plantas, al igual que en los humanos, la enfermedad recibe un nombre, generalmente con una raíz griega. En este caso, lo llamaremos Leafitis parda. En este sistema progresivo, los investigadores y doctores de plantas buscan una cura para la Leafitis parda. Se gasta mucho dinero, público y privado, en la investigación de tratamientos farmacéuticos y técnicas quirúrgicas (¡paso dos!) para tratar los síntomas de la Leafitis parda. El sistema alopático de atención de enfermedades de las plantas incluso tiene equipos de biólogos moleculares que buscan un fármaco milagroso que haga que las hojas de una planta que ya está enferma cambien de marrón a verde. Otros tratamientos prometedores incluyen cubrir las hojas con pintura en aerosol y la extirpación quirúrgica de la hoja marrón (una leafectomía, por así decirlo). ¡Qué progresista! ¡Qué tecnológicamente avanzado! Aún mejor, Plant World eligió un gobierno que exige el acceso equitativo para todas las plantas enfermas a los medicamentos esenciales para plantas e incluye un equipo de cabilderos que solicita al Congreso de Plantas y a la Administración Federal de Medicamentos de Plantas que aprueben medicamentos para la nueva epidemia de Leafitis parda.

Afortunadamente para las plantas, el cuidado de enfermedades de Plant World no existe. No desperdiciamos nuestro tiempo y dinero en medicamentos farmacéuticos o pequeñas cirugías de plantas para tratar la Leafitis parda. En cambio, restauramos la salud en una planta asegurándonos de que la planta tenga exactamente lo que necesita para crear salud (luz solar, agua y nutrientes [que se encuentran en suelo saludable]). Al asegurarse que una planta tenga los nutrientes que necesita, la planta recupera la salud y el síntoma de las hojas marrones desaparece o - mejor aún - nunca aparece en primer lugar. Darle a la planta agua, sol y un suelo saludable es cuidado de la salud. Reconocemos, intuitivamente, que una hoja marrón no es una enfermedad de la hoja sino señal de un problema dentro de toda la planta. Brindamos, intuitivamente, atención médica a las plantas. Brindamos, desastrosamente, cuidado de enfermedades a los humanos.

Lo que la idea médica de la salud parece olvidar es que los humanos no somos máquinas reduccionistas, sino que operamos bajo el principio del holismo… ¡como las plantas! En el caso de mis dolores de cabeza, tomar analgésicos a veces ayudaba con el síntoma del dolor de cabeza, pero no me hacía más saludable. ¿Cómo podría estar más saludable tomando un químico que (supuestamente) ayudaba con el dolor, pero al mismo tiempo dañaba mi hígado y mis riñones?

Los médicos que entienden los principios de la salud adoptarían un enfoque diferente. Verían el dolor en la cabeza no como un síntoma aislado, sino como un signo de disfunción del todo, al igual que vemos una hoja parda en una planta. En lugar de recetar un fármaco para tratar el síntoma, el tratamiento podría incluir el equivalente humano de agua, luz solar y suelo sano necesario para restaurar la salud.

¿Cómo encontramos esos primeros principios básicos, los equivalentes humanos del agua, luz solar y suelo saludable que crean salud?

Debemos comenzar por ver *una enfermedad de una parte* como *una disfunción del todo*.

Weston A. Price, un dentista nacido en 1870, viajó 10 años por los cinco continentes a inicios de los años '20s para tratar de responder esta pregunta: "¿Por qué se deterioran los dientes?" El Dr. Price estaba motivado por la muerte de su hijo a causa de una infección dental, así como por su propia experiencia personal con la caries dental pese a consumir una dieta "normal". Tras escribir un libro de texto de 1,100 páginas sobre la enfermedad dental, tuvo un entendimiento que aumentó su consciencia: a pesar de su conocimiento enciclopédico sobre la enfermedad dental, no podía responder a la pregunta "¿Qué hace que los dientes estén sanos?" Sin este conocimiento, en realidad no sabía cómo hacer que los dientes estuvieran sanos, solo cómo diagnosticar, nombrar, tratar y describir una vez que estaban enfermos.

Para encontrar la respuesta a la pregunta de qué hace que los dientes estén sanos, decidió buscar en el mundo a las culturas con los dientes más sanos.

Viajó a islas remotas por la costa de Escocia, a montañas y zonas costeras de Perú, a llanuras de África oriental y central y a islas del Pacífico Sur, entre otras. A través de sus viajes estudió los dientes de las poblaciones nativas que comían su dieta ancestral. Encontró que las caries eran prácticamente inexistentes entre estas poblaciones. Cuando los miembros de estas poblaciones nativas entraron en contacto con alimentos refinados y procesados como azúcar blanco, pan blanco, leche pasteurizada y alimentos precocinados llenos de extensores y aditivos, su aparente inmunidad a las caries dentales desapareció. Esto demostró que la causa no era genética. Al empezar a comer alimentos refinados, ¡su incidencia de caries aumentó 3,500%!

Tras analizar, descubrió que su dieta ancestral contenía al menos cuatro veces más calcio y diez veces más vitaminas liposolubles que las que consumían los miembros de la misma tribu una vez que abandonaban su dieta tradicional. Recientemente, los investigadores descubrieron que las dietas ancestrales tienen más nutrición que las dietas de la Asociación Estadounidense del Corazón, la Asociación Estadounidense de Diabetes o la pirámide alimenticia del gobierno de los Estados Unidos. Punto a favor de una dieta basada en el holismo.

Price concluyó que las caries dentales no eran un problema de los dientes, sino un reflejo de la salud del conjunto. Las caries no son más que un síntoma de un todo enfermo. Esto es lo opuesto a la idea médica reduccionista de la salud que dice que, si tienes un problema en el diente, tratas el diente: llenas la cavidad, haces una endodoncia o extraes el diente. Si bien esto trata el síntoma, no hace nada por la causa, dejando abierta la posibilidad de más rellenos, más infecciones y más enfermedades dentales en el futuro.

Entonces, ¿cuál era la dieta ancestral que prevenía caries y enfermedades dentales? No hay una respuesta única a esta pregunta. En las montañas suizas, la dieta ancestral consiste en productos lácteos crudos, sin pasteurizar, ricos en vitaminas, pan de centeno recién molido con carne una vez por semana y verduras - según disponibilidad - durante el verano.

Para los pueblos nativos de Alaska, en su dieta ancestral predominan las fuentes animales con énfasis en las vísceras y muy pocas verduras y semillas. Los aborígenes australianos consiguieron una dieta saludable consumiendo animales salvajes grandes y pequeños, plantas silvestres y – cuando era posible – pesca de agua dulce o salada. Las tribus ganaderas de África tenían una dieta que se centraba en lácteos crudos, sangre y carne complementada con alimentos vegetales. Las tribus agrícolas de África comían animales domésticos, utilizando sus órganos, vida animal de agua dulce, insectos y una variedad de plantas.

No existe un superalimento mágico que conecte a estas cinco culturas, desde las tribus agrícolas de África hasta los inuit de Alaska. Si bien no podemos descubrir el único alimento mágico para prevenir enfermedades dentales, si miramos de cerca las dietas de estas culturas - al igual que su salud dental - evidencian el principio del holismo. Las dietas más saludables del mundo se basan todas en el holismo. Sus alimentos son alimentos locales y frescos, no refinados, fraccionados o llenos de aditivos para prolongar su vida útil. Dado que la cantidad y calidad de los nutrientes disminuye diariamente entre la cosecha y el consumo, con cada día que pasa los alimentos se vuelven menos completos.

Estas culturas desarrollaron su dieta ancestral con dos a diez veces el consumo diario recomendado (*RDA* o *Recommended Daily Allowance*, en inglés) de vitaminas y minerales, cientos o miles de años antes de que se descubrieran las vitaminas y antes de que se acuñara el término RDA. Hicieron esto con facilidad porque su dieta consistía en alimentos integrales. Por otro lado, la Dieta Estadounidense Estándar (abreviada acertadamente como *SAD* o *Standard American Diet*, en inglés) consiste en cantidades cada vez mayores de alimentos refinados, alimentos procesados y comidas rápidas.

La diferencia entre un alimento integral y un alimento procesado se puede entender comparando la caña de azúcar y el azúcar blanco refinado. La caña de azúcar es un alimento integral, lo que significa que lo que comemos coincide con la forma en que lo encontramos sin adulterar en la naturaleza. La caña de azúcar, la planta, está llena de vitaminas B, más de una docena de minerales y tiene un 90% de fibra. El azúcar de mesa es el producto final procesado y refinado de la caña de azúcar, una vez que se eliminan las vitaminas B, los minerales y la fibra. La Dieta Estadounidense Estándar (*SAD*) tiene un promedio de 125 a 150 libras de azúcar refinada consumida por persona por año. No es posible consumir tanta azúcar refinada si se come el alimento en su forma integral, como la caña de azúcar. De hecho, se requeriría el consumo de más de cinco libras de caña de azúcar sin refinar por día para consumir una cantidad igual de azúcar refinada. Para hacerlo, tendrías que masticar y escupir cientos de gramos de fibra todos los días, ¡más de lo que muchas personas prueban en un mes!

Si comieras (o incluso pudieras) comer tanta caña de azúcar, naturalmente obtendrías una gran cantidad de vitaminas y minerales que se necesitan para equilibrar los niveles de azúcar en la sangre y prevenir la diabetes. La caña de azúcar tiene más del 90% de fibra, lo que equilibra los picos de azúcar en la sangre que normalmente acompañan al consumo de azúcar. La caña de azúcar tiene un alto contenido de vitaminas B - las vitaminas que el cuerpo necesita para utilizar el azúcar - y también tiene un alto contenido de zinc, necesario para la producción de insulina. En resumen, aunque la caña de azúcar tiene algo de azúcar sin refinar, incluye los nutrientes que el cuerpo necesita para procesar el azúcar de manera saludable, mitigando muchos de los efectos nocivos del azúcar refinado. Estos beneficios se pierden cuando se refina el azúcar.

Los restaurantes de comida rápida podrían ser el máximo ejemplo de alimentos no integrales. Si bien la "comida rápida" en la naturaleza podría significar agarrar una manzana de un árbol, los restaurantes de comida rápida actuales sirven alimentos que son todo menos integrales. Están repletos de ingredientes procesados como grasas trans, azúcares refinados, conservantes y aditivos químicos, por no mencionar los ingredientes genéticamente modificados y la carne cargada de hormonas y antibióticos. La comida rápida es tan refinada, tan alejada de su forma completa, que difícilmente puede considerarse comida. El uso del término "comida rápida" es un mal uso de la palabra comida. Decir comida no describe los elementos refinados del menú sin nutrientes que se sirve en estos restaurantes relacionados con la obesidad, las enfermedades cardíacas, la diabetes y muchos tipos de cáncer. Los alimentos, por definición, son materiales - generalmente de origen vegetal o animal - que contienen nutrientes esenciales como vitaminas y minerales y son ingeridos por un organismo para producir energía, estimular el crecimiento y mantener la vida. Está bastante claro que las "comidas rápidas" de la Dieta Estadounidense Estándar (*SAD*) actual, tal como encontró Price en las comidas modernas refinadas durante sus viajes, no entran en esa definición. ¿Qué palabra describe una sustancia parecida a un alimento que causa enfermedad, dolencia y muerte? Veneno.

Si bien consumimos cada vez más venenos refinados y procesados en una ventanilla de autoservicio, en una tienda de comestibles o en una caja, Price escribió sobre los peligros de los alimentos refinados y procesados hace casi un siglo. Cuantos más venenos refinados y procesados se consumen, más enfermedades se crean… en las partes y en el todo. A medida que las personas que Price estudió consumían más alimentos refinados, no solo aumentaba la incidencia de caries sino también sus tasas de infección, enfermedades cardíacas y obesidad.

¿Te suena familiar?

La dieta estadounidense estándar es deprimente porque consiste de venenos refinados. La dieta ancestral es saludable porque consiste de alimentos integrales.

A pesar de que ambas frases contienen la misma palabra, comida, existe una gran diferencia nutricional entre las comidas integrales y las comidas rápidas. Asimismo, los términos vitaminas naturales y vitaminas sintéticas comparten una palabra en común, vitaminas, pero están a mundos de distancia desde el punto de vista nutricional.

Llevaba tomando suplementos durante 13 años cuando vi el titular,

"La Suplementación con Vitamina E Aumenta el Riesgo de Cáncer hasta en un 27%". Me impactó. Si los antidepresivos aumentan el riesgo de suicidio en niños; las estatinas causan diabetes, dolor muscular y problemas de memoria; y Tylenol envía a más de 50,000 personas a la sala de emergencias cada año, ¿cómo pueden los medios más grandes de comunicación centrarse en los supuestos peligros de la vitamina E? Era el tipo de titular que normalmente descartaba incluso antes de leer el artículo.

Por pura curiosidad, di clic a la historia para leer más. El artículo original, publicado en la *Revista Americana de Medicina Respiratoria y Cuidados Críticos* (*American Journal of Respiratory Care and Critical Care Medicine*, en inglés), decía que el "uso prolongado de suplementos multivitamínicos, vitamina C, vitamina E y folato no reducen el riesgo de cáncer de pulmón". De hecho, el estudio no sólo encontró que los suplementos no reducen el riesgo de cáncer de pulmón, sino que *aumentan* el riesgo de cáncer de pulmón en las personas que fuman.

¿Cómo es esto posible?, me pregunté. ¿Los fumadores no deberían de ser los más beneficiados?

En la escuela me enseñaron que fumar daña los pulmones al acelerar la producción de radicales libres. Los radicales libres son moléculas que dañan el cuerpo y contribuyen a una variedad de enfermedades, incluido el cáncer. Los radicales libres se crean como resultado de los procesos normales del cuerpo, como la producción de energía en la célula, así como de las toxinas ambientales, como las del tabaquismo. Esa es la mala noticia. La buena noticia es que existen moléculas útiles llamadas antioxidantes, como la vitamina E, que pueden neutralizar los radicales libres. Por eso pensé que la vitamina E debería disminuir el riesgo de muerte por cánceres relacionados con el tabaquismo, no aumentarlo.

Para entender cómo un radical libre causa daño en el cuerpo, imagina un pequeño baile con cuatro parejas en el que cada bailarín tiene un compañero. Luego llega un solo bailarín sin pareja, elevando el número total de bailarines de ocho a nueve. Este bailarín solitario, el radical libre, no tiene pareja y sólo puede bailar interrumpiendo a una de las parejas existentes.

Cuando los radicales libres entran al cuerpo, rompen una estructura existente como el ADN, las membranas celulares o el revestimiento de las arterias. Da como resultado una enfermedad. Los radicales libres están vinculados con el desarrollo y la progresión de muchas enfermedades, desde el envejecimiento hasta el cáncer, el Alzheimer y las enfermedades cardíacas.

Los antioxidantes, como la vitamina E utilizada en el estudio, funcionan trayendo una pareja adicional al baile, lo que eleva el número total de bailarines de nueve a diez. Así el radical libre, que antes deambulaba por la pista de baile interrumpiendo a las otras parejas, encuentra pareja. Ahora cada pareja puede bailar sin interrupciones. Como los antioxidantes limitan este daño, deben ser buenos.

El artículo continuó: "Las frutas y verduras están asociadas con una menor incidencia de cáncer de pulmón". Esta declaración reforzó mi idea de que el consumo de alimentos ricos en antioxidantes vitamina C y E, como frutas y verduras, reduce el riesgo de cáncer de pulmón. Los beneficios protectores contra el cáncer de las frutas y verduras han sido probados una y otra vez, demostrando que las personas que comen la mayor cantidad de frutas y verduras naturalmente ricas en antioxidantes como la vitamina C y E tienen el riesgo más bajo de cáncer. Sin embargo, aquí encontramos la diferencia. ¿Por qué los antioxidantes en frutas y verduras reducen el riesgo de cáncer mientras que los antioxidantes en suplementos aumentan el riesgo de cáncer?

La respuesta es que no todos los antioxidantes son iguales.

Los antioxidantes se pueden generalizar en dos grupos principales: los hechos por la naturaleza y hechos por humanos. Los antioxidantes naturales se encuentran en los alimentos, especialmente en frutas y verduras. El cuerpo también produce antioxidantes naturales. Los antioxidantes sintéticos son aquellos hechos por humanos en un laboratorio. Estos se encuentran en casi todos los suplementos.

Lo que no me enseñaron en la escuela es que los radicales libres son más que los subproductos malignos de la producción de energía en el cuerpo; los radicales libres también son necesarios para la vida. Puedes morir sin radicales libres. Por ejemplo, los radicales libres naturales son producidos por el sistema inmunitario para matar patógenos como las bacterias y, en consecuencia, el cáncer. El sistema inmunitario utiliza los radicales libres, los bailarines sin pareja, para "cortar" a patógenos y células cancerosas y detener su crecimiento. Si bien es cierto que los radicales libres que "cortan" en el lugar equivocado pueden ser malos, también es cierto que cuando intervienen en las circunstancias adecuadas pueden ser muy útiles. Los radicales libres son esenciales para la vida y potencialmente peligrosos. Ellos, como los lobos reinstaurados en Yellowstone, pueden matar y curar.

El sistema inmunitario utiliza los radicales libres para matar a las células cancerígenas. Aquellos que tomaron la mayor cantidad de suplementos de vitamina E, en forma de un antioxidante sintético fabricado por humanos, tenían el riesgo más alto de sufrir cáncer de pulmón. Cuantos más suplementos antioxidantes hechos por humanos tomaba alguien, mayor era su riesgo de cáncer de pulmón. Esta correlación fue más fuerte en aquellos que habían fumado por más tiempo. Esto significa que cuanto más fumaba alguien, más se veía afectado por la vitamina E sintética. Debido a que el sistema inmunitario utiliza los radicales libres para matar el cáncer, los suplementos sintéticos neutralizaban los propios radicales libres del cuerpo que matan el cáncer. Esto es un problema menor en los no fumadores, ya que es mucho menos probable que desarrollen cáncer en el cuerpo. Sin embargo, una vez que las células cancerígenas están presentes, el cuerpo necesita su sistema inmunitario para cazar y matar las células rebeldes. Solo entonces - con las células cancerígenas presentes y el sistema inmunitario comprometido por los antioxidantes sintéticos - los peligros de los suplementos sintéticos se vuelven especialmente problemáticos.

El estudio no mostró que los antioxidantes causaran cáncer. En cambio, mostró que los antioxidantes permitieron que el cáncer creciera más rápidamente en aquellos que ya tenían células cancerosas presentes ya que dañaban las células inmunitarias normales.

Sin embargo, este efecto pro-cáncer solo se encontró en antioxidantes sintéticos.

Para entender la diferencia entre los peligros de los antioxidantes sintéticos y los beneficios de las frutas y verduras, tenemos que entender la diferencia entre los antioxidantes que produce la naturaleza y los que se producen en los laboratorios. La vitamina E es definida por el Instituto Nacional de Salud (*National Institute of Health* o *NIH*, en inglés) como alfa-tocoferol, un químico único que es un potente antioxidante. No obstante, hay un problema: el alfa-tocoferol no es vitamina E, al menos no según la naturaleza que se atreve a estar en desacuerdo con el NIH.

En la naturaleza, las vitaminas nunca se encuentran como partes aisladas. Es imposible encontrar alfa-tocoferol por si solo en la naturaleza. Imposible. Siguiendo la falacia del reduccionismo, la idea médica de salud define la vitamina E como alfa-tocoferol. Cuando la vitamina E se encuentra en la naturaleza, contiene alfa-tocoferol, pero el alfa-tocoferol también se encuentra en los tocoferoles delta, gamma y beta así como en grasas esenciales, nutrientes y minerales como el selenio que forman parte del complejo de vitamina E. Ningún alimento tiene alfa-tocoferol sin los otros componentes del complejo de vitamina E. En resumen: en la naturaleza, el alfa-tocoferol siempre es parte de un equipo.

Otra diferencia entre los suplementos y los alimentos es que las fuentes naturales del complejo de vitamina E son hechas por plantas usando el suelo y la luz solar. Por el contrario, el alfa tocoferol sintético que se encuentra en los suplementos a menudo se elabora a partir del petróleo. Imagine beber petróleo y esperar que sea bueno para su salud.

El titular no decía que tomar suplementos hechos de petróleo aumentaba el riesgo de cáncer de pulmón. Si lo hubiera hecho, uno podría aceptar fácilmente los resultados del estudio. No es necesario ser médico para saber que beber petróleo no promueve la salud.

¿La vitamina E promueve el cáncer? La respuesta a esa pregunta depende de si usamos el término "vitamina E" para referirnos a la vitamina E hecha por el hombre o a todo el complejo de vitamina E como se encuentra en la naturaleza. La vitamina E sintética, como mostró la investigación, aumenta el riesgo de cáncer en los fumadores, pero aquellos con el mayor consumo de frutas y verduras - consumiendo así todo el complejo de vitamina E - tenían las tasas más bajas de cáncer y enfermedad.

El holismo cura y el reduccionismo mata. Esto es cierto tanto para las vitaminas como para los alimentos.

La investigación sobre los peligros de los suplementos sintéticos no es nueva. Según el Dr. Royal Lee, pionero en nutrición, y la doctora científica en nutrición Agnes Fay Morgan de la Universidad de California, Berkeley, los perros alimentados con dietas enriquecidas con vitaminas sintéticas morían más rápido que los alimentados con alimentos sin vitaminas añadidas. Eso nunca ha sido desmentido. El Dr. Morgan lo concluyó en 1942, justo cuando las empresas comenzaron a agregar vitaminas sintéticas a los alimentos. Los alimentos enriquecidos con vitaminas sintéticas matan a los animales más rápido que los alimentos no enriquecidos.

Casi un siglo después, el principio de Yellowstone todavía no ha sido aceptado como verdadero. Los suplementos vitamínicos aún suelen hacerse con ingredientes sintéticos aislados que se comercializan como igualmente benéficos que comer alimentos integrales ricos en complejos de vitaminas y minerales naturales.

Mientras que el consumidor promedio consciente de la salud escucha el titular y concluye que la vitamina E causa cáncer, la verdad subyacente es que la vitamina E sintética en los suplementos no es lo mismo que el complejo de vitamina E completo que se encuentra en la naturaleza. El reduccionismo confunde un solo compuesto con un todo. Cuando aplicamos la filosofía del reduccionismo a las vitaminas, encontramos que los antioxidantes sintéticos hechos del petróleo aumentan el riesgo de cáncer. Cuando aplicamos el principio del holismo, encontramos que los alimentos ricos en complejos vitamínicos y minerales reducen el riesgo de cáncer.

Cuando introduces lobos en Yellowstone, los árboles crecen, los pájaros regresan y se restablece el equilibrio. Sin embargo, cuando "tratas" la sobrepoblación de alces con una intervención reduccionista, como los cazadores, obtienes lo peor de ambos mundos: efectos secundarios no deseados y un sistema aún desequilibrado.

El sistema médico alopático se basa en el reduccionismo: medir partes, diagnosticar partes y tratar partes. ¡Partes, partes, partes! Los mejores investigadores médicos son aquellos que se vuelven expertos en una sola parte del cuerpo; o mejor aún, un solo tipo de célula en una sola parte del cuerpo; o mejor aún, una sola reacción en ese solo tipo de célula en esa sola parte del cuerpo. En resumen, los mejores investigadores son aquellos que saben cada vez más sobre cada vez menos.

Al igual que los investigadores, los médicos más respetados y mejor pagados son los más especializados. El sistema médico valida, recompensa y promueve el pensamiento reduccionista en cada paso del camino. Es un principio fundacional de la idea médica de salud. Los médicos generales, médicos que se ocupan de todo el cuerpo, son una de las concentraciones menos populares en la facultad de medicina (¡cuanto más especializados, mejor!). Un médico general es menos respetado que un oncólogo, que a su vez es menos respetado que un oncólogo pediátrico que, a su vez, es menos respetado que un oncólogo pediátrico especializado en leucemia. La regla simple para que los médicos e investigadores aumenten su posición en el sistema médico y su salario es especializarse, especializarse, especializarse.

Esto no quiere decir que la especialización no tenga beneficios. El sistema médico es el mejor del mundo en comprender la estructura y función de nuestras partes más pequeñas. Sin embargo, si estudiamos las partes sin comprender el todo, corremos el riesgo de fracasar… como en la historia de los seis ciegos y el elefante.

Había una vez seis ciegos que todos los días se paraban al borde del camino y pedían limosna a la gente que pasaba. A menudo habían oído hablar de elefantes, pero nunca habían visto uno. Eran ciegos, ¿cómo podrían verlo?

Una mañana, un elefante fue conducido por el camino donde se encontraban. Cuando les dijeron que la gran bestia estaba delante de ellos, le pidieron al conductor que lo dejara detenerse para poder verlo.

Claro que no podían verlo con los ojos, pero pensaron que al tocarlo podrían saber qué tipo de animal era.

El primero pasó a poner su mano en el costado del elefante. "¡Vaya, vaya!", dijo. "Ahora sé todo sobre esta bestia. Es exactamente como una pared".

El segundo solo sintió el colmillo del elefante. "Mi hermano", dijo, "estás equivocado. No es en absoluto como una pared. Es redondo, liso y afilado. Es más como una lanza que cualquier otra cosa."

El tercero se apoderó de la trompa del elefante. "Ambos están equivocados", dijo. "Cualquiera que sepa algo puede ver que este elefante es como una serpiente".

El cuarto extendió los brazos y agarró una de las patas del elefante. "¡Oh, qué ciegos son!", dijo. "Es muy claro para mí que es redondo y alto como un árbol".

El quinto era un hombre muy alto. Por casualidad agarró la oreja del elefante. "Hasta el hombre más ciego debe saber que esta bestia no es como ninguna de las cosas que nombran", dijo. "Es exactamente como un gran abanico".

El sexto estaba muy ciego y pasó algún tiempo antes de que pudiera encontrar al elefante. Por fin agarró la cola del animal. "¡Oh, necios!" gritó. "Seguramente han perdido sus sentidos. Este elefante no es como un muro, ni una lanza, ni una serpiente, ni un árbol; tampoco es como un abanico. Cualquier hombre con una pizca de sentido común puede ver que es exactamente como una cuerda".

Si nos centramos demasiado en las partes, corremos el riesgo - como los seis ciegos - de perder de vista el todo.

El análisis de sangre ayuda a los médicos a comprender las diminutas células de la sangre, contando su contenido poco a poco. Las tomografías computarizadas y las resonancias magnéticas visualizan la anatomía del cuerpo. Las pruebas de vista miden la agudeza del ojo. Cada prueba visualiza y cuantifica una parte del todo. Gracias a estos avances, los médicos pueden diagnosticar enfermedades con mayor anticipación precisión, así como administrar tratamientos hasta el nivel celular. Esto puede ser - y es - tremendamente valioso (¡e impresionante!), pero no es salud.

Las pruebas reduccionistas son herramientas, pero sin ver el todo se corre el riesgo de perder el panorama general. Sucede del mismo modo que no se puede comprender el ecosistema de Yellowstone examinando una sola pieza de corteza.

En 1999 fui a un quiropráctico para deshacerme de mis dolores de cabeza. Mientras describía el dolor en mi cabeza, este sanador no limitó su evaluación a mi cabeza. En lugar de eso, realizó pruebas musculares, evaluó la salud del todo y prescribió tratamientos que tenían poco que ver con el dolor de cabeza. Me aconsejó cambiar mi dieta, tomar dos suplementos y con esto salí de la oficina.

Lo que descubrí al trabajar con él es que el dolor en mi cabeza era como los álamos moribundos: un síntoma de un problema, sí, pero no la causa.

Hipócrates, un contemporáneo de Sócrates y Platón, dijo: "Es más importante saber qué tipo de persona tiene una enfermedad que saber qué tipo de enfermedad tiene una persona". Eso es holismo. Debido a que el sistema médico alopático está diseñado para observar a un paciente, una condición, un síntoma y un problema de manera reductiva, tratamos los síntomas de presión arterial alta, cáncer, enfermedades cardíacas y obesidad por separado... incluso cuando ocurren en la misma persona.

Lisa, una mujer de 46 años, había sido mi paciente de consultorio durante más de cinco años. Ella había luchado contra la psoriasis, una condición autoinmune caracterizada por parches de piel rojos, con picazón y escamas, durante más de tres años. También tenía dolor en múltiples articulaciones, lo que llevó al diagnóstico adicional de artritis psoriásica. La condición comenzó tras un período de mucho estrés, cuando descubrió que su novio de muchos años la engañaba. Esto la golpeó fuerte, como haría con cualquiera. Era una madre soltera trabajadora con dos hijos adolescentes. Tenía muchas preocupaciones antes de manejar el estrés de una ruptura y descubrir una red de mentiras e infidelidad. Sumado a eso, ahora tenía un nuevo desafío de salud - una condición autoinmune - que manejar. Al seguir una dieta modificada para enfermedades autoinmunes (evitó de forma estricta la soya, la leche, el trigo y el azúcar) y al apoyar a su cuerpo con suplementos de alimentos integrales, pudo controlar mejor los síntomas. Ella mejoraba. Luego, después de un año de progreso sostenido, la psoriasis reapareció. Esta vez era peor que sus síntomas iniciales. Un patrón de brotes intercalados con períodos de mejoría es común en la psoriasis. Al principio, la traté como antes, usando dieta y nutrición. Sin embargo, esta vez era diferente. No progresaba como antes. En el mejor de los casos, se mantenía sin empeorar. *¿Qué cambió?*

Pensé más en su historia, buscando la causa subyacente que afectaba al conjunto. Durante seis meses, la evaluamos en busca de desafíos inmunitarios, toxicidad química, metales pesados y alérgenos alimentarios y ambientales que podrían desencadenar sus síntomas.

Durante seis meses, no logramos encontrar la causa subyacente.

Un lunes por la tarde, Lisa fue la última paciente del día y llegó a las 5:30 p.m. Sus ojos mostraban un poco de enrojecimiento y evidencia de hinchazón. Tan pronto como dije hola, se llevó la mano a la cara para secarse una lágrima.

Bajé la voz para preguntar: "Qué sucede?"

"No es nada", respondió.

La invité a sentarse. "¿Semana estresante?", pregunté.

"Ni te imaginas".

Pasó a contarme sobre el estrés de su trabajo de tiempo completo como asistente médico, su negocio de medio tiempo como trabajadora independiente, el estrés de ser madre soltera y - al final - mencionó sospechas de que su actual novio la engañaba. Me dijo que lo había sospechado durante un tiempo, pero que recientemente había encontrado más pistas. Estaba segura de que sus sospechas eran correctas. Mientras me contaba la historia, empezó a llorar de nuevo. Le pasé un pañuelo.

"¿Hubo un momento de shock?"

"Sí", dijo ella con una risa. Como si dijera, ¿acaso no es eso obvio?

Puede que no ser una pregunta que normalmente se haga en un consultorio médico y creo que ese es exactamente el problema. Creo que una de las razones por las que el sistema médico falla es porque ignoramos a la persona en su totalidad. Disparar a los alces no funcionó en Yellowstone y pretender que el estrés en la vida de un paciente - ya sea relacionado con el trabajo, las relaciones o la familia - no afecte su salud tampoco funciona. Según los Centros para el Control y la Prevención de Enfermedades (*Centers for Disease Control and Prevention* o *CDC*, en inglés) y la literatura médica, entre el 60 y el 80% de todas las enfermedades y visitas al médico son causadas por el estrés. Pese a ello, ¿en cuántas visitas se trata el estrés?

Los escépticos podrían decir: ¿quién puede asegurarlo? ¿Quién ha encontrado el mecanismo bioquímico que conecta a un novio infiel con la psoriasis de la piel?

Ese es exactamente el punto. Incluso la pregunta tiene un sesgo reduccionista.

¿Quién ha encontrado el mecanismo exacto que conecta la pérdida de lobos con la erosión de los ríos? Si buscamos relaciones causales claras en las que A cause B, entonces deduciríamos que los lobos no afectan la erosión de los ríos. Pero la salud, como Yellowstone, no es reduccionista. Es más un efecto mariposa, un fenómeno por el cual un pequeño cambio en un lugar - como el aleteo de una mariposa en Río de Janeiro - puede tener un efecto externo en otro lugar como cambiar el clima en Chicago.

¿Qué pasaría si en lugar de buscar una relación directa de causa y efecto, damos un paso atrás y miramos el panorama general? Así surgen muchas conexiones posibles entre el estrés y la psoriasis. La verdad de la totalidad interconectada de nosotros como humanos se ha observado durante milenios - al menos desde Platón - hace 2,400 años. Este sentir fue repetido por el Dr. William Osler, un médico canadiense que practicó a fines del siglo XIX y principios del siglo XX. El Dr. Osler es una leyenda en el campo de la medicina. Es uno de los cuatro profesores fundadores del Hospital Johns Hopkins en Baltimore. Creó el primer programa de residencia para la formación especializada de médicos (¡el énfasis en la especialización es profundo!). Por todos sus logros fue nombrado como Padre de la Medicina Moderna. En 1892, escribió que la artritis reumatoide (de la cual la artritis psoriásica es un subconjunto) tiene "con toda probabilidad, un origen nervioso". Señaló "la asociación de la enfermedad con el shock, la preocupación y el dolor". En esencia, dijo que la salud de una parte es reflejo de la salud del todo. Hoy, la Fundación Nacional de Psoriasis señala que la psoriasis está asociada con condiciones de salud graves, incluida la depresión. Sin embargo, estas ideas no encajan en nuestro modelo actual de atención de enfermedades. Pese a ello, el hecho de que no encajen en nuestra comprensión del mundo no significa que no sean ciertos.

Quería indagar en el shock que Lisa identificó para encontrar una conexión. Un shock es un momento de colapso. Un momento en el que los sueños y objetivos de uno en un área se estrellan repentinamente. Es un momento en que uno se siente pequeño y aplastado por las circunstancias de la vida. Mientras lees esta definición, un ejemplo de un shock en tu propia vida podría saltar a la vista. En el cuerpo, las emociones dolorosas de un shock pueden manifestarse de diversas formas. Le hice a Lisa una serie específica de preguntas sobre el momento de shock, razonando que lo más importante que podía hacer como médico - por su salud física - era abordar el dolor emocional que ella sentía.

Mientras respondía las preguntas, la emoción más notable fue la frustración. Al conectar con ese estado de ánimo, sus lágrimas regresaron hasta que sucedió algo casi mágico. Tras hacerle preguntas para superar la frustración, pasó de sentirse molesta y atrapada en la emoción de la experiencia a sentirse empoderada sobre su capacidad de elegir cómo responder.

Se reconectó con su sueño de una relación amorosa feliz que se derrumbó en el momento de la traición. Mientras experimentaba lo negativo y se reconectaba con su sueño, sucedió algo asombroso. El shock en el que estaba atrapada se liberó. Su estado de ánimo se aligeró y ella estaba más aquí, en el momento presente.

Aún más inspirador: ella sonrió.

Le di la tarea de escribir más en su diario sobre el shock. Me dio un abrazo y me dio las gracias mientras se iba.

Ocho semanas después, volvió a la oficina. Miré el papeleo que llenó en la oficina y vi que informó que sus síntomas de psoriasis, picazón y enrojecimiento de manchas habían mejorado. Incluso notó una mejora significativa en otros síntomas como dolor en las articulaciones de las manos y dolores de cabeza.

"¿Qué pasó?", le pregunté.

Además de continuar experimentando la frustración en lugar de huir de ella, encontró pruebas concluyentes de que su ahora ex novio la engañaba. Lo enfrentó y lo echó de la casa. Su nivel de estrés bajó considerablemente. Volvió a sonreír.

Lisa estaba de regreso, igual que su salud.

Entonces, ¿qué tiene que ver tu relación de pareja con la salud de tu piel?

Desde la visión médica reduccionista de la salud, vemos la psoriasis - un trastorno de la piel - como un problema de la piel. Se trata más comúnmente con corticosteroides tópicos, un medicamento aplicado a la piel que reduce la inflamación y la hinchazón. Si bien estos ayudan a tratar los síntomas, al hacer que la piel esté menos roja y disminuyendo comezón, no tratan la causa subyacente del enrojecimiento, hinchazón e inflamación.

Podría haberle dado a Lisa algo para tratar sus síntomas, incluso algo natural como un suplemento o una terapia natural, pero no habría creado salud. La salud del cuerpo es un reflejo de la salud del todo, incluidos el espíritu, la mente y las emociones.

Exploraremos más esta idea en los capítulos futuros "Principio del Modelo A" y "Principio de la Fuerza Olímpica", pero por ahora lo claro es que no podemos crear salud tratando solo una parte. Salud proviene de la raíz de la palabra plenitud y para crear salud debemos considerar el espíritu, la mente y el cuerpo en su totalidad.

Una de las grandes deficiencias del supuesto reduccionista de la salud es que ve al individuo como una serie de partes. Si tienes un problema con tu corazón, ves a tu cardiólogo. S tienes un problema con tu pareja, vas a un psicólogo. Si tu nivel de azúcar en la sangre es demasiado alto, vas con un endocrinólogo.

En mi vida he visitado a un pediatra, médico general, neurólogo, neurocirujano, cirujano ortopédico, ortopedista, masajista, hematólogo y optometrista, entre otros. Cada uno me vio como una parte de un todo: un cuerpo enfermo, un cerebro, un sistema nervioso, huesos, articulaciones y músculos, ojos, bioquímica, etc. Sin embargo, la salud del todo nunca se puede entender examinando una sola pieza… no importa cuál sea esa pieza. Es igual que los ciegos: ninguno entendió la totalidad de un elefante tocando una sola parte.

Lo que constituye un todo, como descubriría después, se extiende más allá del cuerpo. El holismo, el mismo principio que nos ayudó a comprender las dietas y los suplementos más saludables, también se aplica a las personas, el espíritu, la mente y el cuerpo.

Louis Pasteur es un reconocido nombre en la ciencia. Fue un químico y microbiólogo francés pionero en los descubrimientos de los principios de las vacunas y la pasteurización, ayudando a erradicar enfermedades como la difteria y el tifus. Su impacto es enorme. Se conoce menos a su contemporáneo, Claude Bernard, quien insistió - en oposición a Pasteur - que no era tanto la presencia o ausencia de microbios como bacterias y virus lo que causaba la infección, sino la salud del organismo lo que determinaba su susceptibilidad a la enfermedad. En otras palabras, la salud del conjunto era más importante que la presencia de un patógeno. Mientras que Pasteur se centraba en la bacteria o el virus que causa la enfermedad, Bernard decía que la salud del organismo es más importante que el microbio, ya que determina su susceptibilidad a la enfermedad. Cuanto más sana es una persona, más resistente es a los microbios del medio ambiente. Los dos contemporáneos estuvieron en desacuerdo durante años. Pasteur promovía la teoría de los gérmenes de la enfermedad afirmando que los microbios causaban la enfermedad. Bernard argumentaba que no era el patógeno lo que importaba sino la salud del conjunto. Cuanto más saludable es el organismo, diría Bernard, menos importa el patógeno.

Este debate finalmente se resolvió cuando Pasteur aparentemente abandonó su propia teoría justo antes de su muerte. Se informó que las últimas palabras de Pasteur fueron: "Bernard tenía razón. El microbio no es nada; el terreno lo es todo".

Como analogía, imagina un trozo de pasto con malas hierbas creciendo en él. Pasteur diría que las malas hierbas son el problema. Bernard, por otro lado, diría que el problema es que el césped no está sano ya que las malas hierbas solo están allí porque el césped tenía zonas sin vegetación que le permitió crecer. En este ejemplo, Pasture se concentraría en matar las malas hierbas mientras que Bernard se concentraría en plantar semillas para crear un césped más saludable y completo. Si un césped es verde y saludable, diría Bernard, no tendrá malas hierbas; no habrá espacio para que crezcan. Es cuando el césped escasea - cuando hay pedazos de tierra sin césped - que crece la maleza. Pasteur advirtió sobre los peligros de las malas hierbas. Bernard diría que las malas hierbas son un signo de un césped enfermo. Haz que el césped sea saludable, argumentaba, y no tendrás que preocuparte por las malas hierbas. Aunque la idea médica de la enfermedad adoptó la teoría de los gérmenes de Pasteur y marginó la teoría del todo de Bernard, Pasteur en su lecho de muerte reconoció que Bernard tenía razón: lo que importa es la salud del todo.

Esto es holismo.

Cuando inicié mi propio viaje de sanación, esto fue un descubrimiento sorprendente. Sin embargo, tal vez no debió serlo ya que la palabra salud proviene de la raíz alemana kalio que significa plenitud.

La salud, literalmente, brota de las raíces de la plenitud.

Aquí es donde retomo mi historia...

Cuando tenía 11 años, solo 18 meses antes del dolor de cabeza sobre el que escribí anteriormente, fui a un instituto de dolor de cabeza de renombre mundial. Era un lugar elegante con largas esperas para las citas, impresionantes diplomas colgados en sus paredes y médicos pioneros en la investigación.

Mi familia y yo estábamos desesperados por encontrar algo que me ayudara. Mis dolores de cabeza seguían empeorando. Un día decidimos ir al mejor lugar. Este instituto fue el primer centro integral de investigación y tratamiento del dolor de cabeza del país. Fue descrito como la Clínica Mayo para los dolores de cabeza. También estaba a poca distancia en coche de nuestra casa.

La cita inicial de tres horas incluyó análisis de sangre, un examen físico, un examen neurológico, una consulta con dos médicos diferentes y una enfermera, más análisis de sangre y un extenso historial de salud. Después de la primera cita, me invitaron a regresar para una segunda visita y revisar los hallazgos.

Dos semanas más tarde, cuando el médico entró en la habitación, estaba impaciente, nervioso y optimista de que el centro de renombre internacional - con sus equipos multidisciplinarios - finalmente pudieran darme alivio.

Mientras las luces parpadeaban, el médico nos dijo a mi mamá y a mí que los dolores de cabeza que tenía eran una variante migrañosa. A diferencia de las migrañas tradicionales, las cefaleas tensionales y las cefaleas en racimo - cada una de las cuales sigue patrones típicos – la variante migrañosa era la cuarta categoría general de dolores de cabeza: síntomas *variables, causa desconocida.*

Mis ojos miraron al suelo.

Mi mamá se inclinó para poner su mano en mi hombro, para ver cómo tomaba la noticia.

Quería llorar. ¿Otro callejón sin salida?

¿Por qué tenía esta clase de dolores de cabeza con causa desconocida incluso para estos médicos?

Esto significaba, supuse, que no podrían tratar mis dolores de cabeza.

Sin embargo, el médico me dio buenas noticias. Explicó que su equipo diseñó un programa de tratamiento específicamente para mí. La montaña rusa de la esperanza, después de la caída libre, comenzó a ascender nuevamente. Comenzaría con un antidepresivo de dosis baja, 5 mg de Elavil. Me dijeron que no me lo recetaba para la depresión sino para prevenir el dolor de cabeza. También me dieron un medicamento más fuerte - un relajante muscular – que tomaría todos los días.

Esta combinación de medicamentos ofrecía esperanza, nos aseguró el médico.

¿Qué hago con los otros analgésicos que estoy tomando?", pregunté.

El médico explicó que, según su experiencia, había un quinto tipo de dolor de cabeza: un dolor de cabeza de rebote. Este dolor de cabeza es causado por el uso excesivo de analgésicos. Mi pediatra hace cuatro años me dijo que tomara 500 mg de ibuprofeno cada cuatro o seis horas cuando tuviera dolor

TÚ ETERNA JUVENTUD

de cabeza. Como tuve dolor de cabeza casi cada 4-6 horas durante esos cuatro años, había tomado mucho ibuprofeno. Era casi la dosis máxima todos los días, durante años. El médico explicó que mi cuerpo había desarrollado una dependencia química a la droga y explicó que la droga estaba envenenando y destruyendo mi hígado.

El mejor tratamiento para romper el ciclo de rebote era dejar de usar analgésicos. Esto puede, advirtió el médico, intensificar el dolor al principio, pero luego llevaría a una mejoría. Si algo podía soportar era el dolor. El dolor a corto plazo sería fácil de soportar si me daba la esperanza de romper el ciclo de rebote.

"Entonces, el médico cree que mis dolores de cabeza se deben a que tomo demasiados medicamentos recetados, ¿correcto?" Le pregunté a mi mamá durante el camino a casa.

"Sí."

"¿Por eso quitó el único medicamento que estaba tomando y me recetó dos más?"

"Sí", respondió ella.

"¿Te hace sentido eso?"

Aún sin entender el cómo ni el por qué, mi mamá y yo confiamos en el doctor. Comencé con el programa que me recomendó. Tomé los medicamentos y seguí sus instrucciones pensando que era mi única esperanza. Cuando surgieron las dudas, me recordé a mí mismo que estos eran algunos de los mejores médicos del mundo, con diplomas impresionantes y todo lo demás. Sin embargo, también llegué a la triste conclusión de que no había otro lugar al que acudir. Esto tenía que ayudar

60

porque, de no ser así, no sabía a dónde iría después.

Mi mamá recogió los medicamentos de la farmacia y puso las pastillas a mi lado durante la cena.

"¿Quieres que te traiga un poco de agua para tomártelas?"

"No, así está bien".

Abrir. Tragar. Listo.

"Deseaba saber por qué una persona estaba enferma mientras su socio, comiendo en la misma mesa, trabajando en la misma tienda, en la misma estación, no lo estaba."

D. D. PALMER

CAPÍTULO 3
EL PRINCIPIO DEL MODELO A

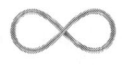

No Existe Solución Única Para Todos Los Casos

En las afueras de Detroit, a principios del siglo XX, había una fábrica que revolucionaría la industria automotriz. Comenzó como un complejo de 60 acres, considerada la fábrica más grande del mundo cuando se construyó, y durante los siguientes 15 años creció aún más para incluir 2,000 acres adicionales. El suministro de este complejo requería más de 700,000 acres de bosques, minas de hierro y canteras de piedra caliza en Michigan, Minnesota y Wisconsin; tierras ricas en carbón en Kentucky, Virginia Occidental y Pensilvania; y una plantación de caucho en Brasil. El transporte de todas estas materias primas requería una flota dedicada de cargueros de mineral y un ferrocarril regional completo. Fue una operación titánica.

Como resultado de la innovación y el gran tamaño de este complejo, el automóvil que alguna vez fue un nicho creció en popularidad. En 1899, 30 fabricantes de automóviles estadounidenses produjeron un total combinado de 2,500 automóviles. En 1923, esta fábrica por si sola produjo más de 1,800,000 automóviles.

El automóvil era el Modelo T.

La empresa era la Ford Motor Company.

También en 1923, a unas cuadras de Ford, una empresa automovilística competidora nombró un nuevo director general. En ese momento, este competidor - General Motors - poseía solo el 12% del mercado de automóviles. Estaba a un distante segundo lugar detrás del dominante Ford. Alfred Sloan, el nuevo CEO de General Motors (GM), anunció la nueva política de GM: un "automóvil para cada bolsillo y propósito". Esta política fue un golpe directo a Ford y al Modelo T. En ese momento, la fábrica de Ford producía solo un tipo de automóvil, el Modelo T, sin equipo opcional ni actualizaciones. Ford ofreció un tipo de pago: en su totalidad al momento de compra. Todos los clientes del Modelo T pagaron de la misma manera, por el mismo auto, pintado del mismo color negro.

Durante un tiempo, esto fue un gran éxito. Ford vendió más de 15 millones de Modelos T durante sus 20 años de funcionamiento. Henry Ford, el fundador de Ford, se burló de quienes lo alentaron a escuchar los comentarios de los clientes. Según los informes, Ford dijo: "Si le hubiera preguntado a la gente qué querían, habrían dicho un caballo más rápido". Sloan, por otro lado, se atrevió a cuestionar el statu quo. Se propuso hablar con los clientes, los distribuidores y los vendedores para averiguar directamente qué quería el cliente. Con su política de "automóvil para cada bolsillo y propósito", Sloan imaginó una compañía que ofreciera a los clientes diferentes modelos con diferentes opciones e incluso…

¡diferentes colores! En ese momento, debe haber parecido una locura cuestionar al automóvil más exitoso jamás construido, producido en la fábrica más grande del mundo, por el fabricante de automóviles número uno del mundo. Eso es exactamente lo que hicieron Sloan y GM.

En 1921, Ford vendió dos tercios de todos los automóviles construidos en los Estados Unidos; todos eran un Modelo T negro idéntico. Para 1926, tres de cada cuatro autos se compraron con financiamiento, ninguno de los cuales era un Modelo T negro. Al año siguiente, en 1927, el último Modelo T salió de la línea de producción y con ello, la innovadora pero hiperespecializada línea de ensamblaje de Ford se detuvo. Tras años de resistirse al cambio, Ford finalmente tuvo que aceptar la realidad de que los clientes individuales tenían necesidades y deseos individuales. Ford se vio obligado a reemplazar el Modelo T de talla única con el Modelo A individualizado. Los compradores de automóviles no son Modelos T. Ford se vio obligado a reconocer que las personas no son máquinas de talla única.

La medicina actual comete el mismo error que Ford en la década de 1920. Asume que los pacientes son muy parecidos al mismísimo Modelo T: todos del mismo color, la misma forma y construidos con las mismas partes. Dado que una talla única no funciona para algo tan simple como un poncho para la lluvia (¿cuándo fue la última vez que te pusiste un poncho para la lluvia y pensaste "wow, esto me queda genial"?), ¿cómo podemos esperar que funcione para algo tan complejo como el cuerpo humano con sus 30-40 trillones de células?

Al igual que Ford aumentó la producción al eliminar la individualidad y fabricar un producto único para todos, las fábricas médicas de hoy en día - los hospitales y los consultorios médicos de todo el mundo – se convierten cada vez más en una especie de línea de producción. Aumentan el rendimiento al optimizar visitas y limitar la interacción médico-paciente. Sin embargo, a diferencia de los días de Ford, esta línea de producción no aumenta la accesibilidad de su producto. De hecho, la atención médica nunca ha sido más cara. La atención médica es tan genérica como la línea de producción sin ninguno de los beneficios económicos. Es lo peor de ambos mundos.

Así como el futuro de la industria del automóvil en la década de los '20s residía en reconocer la individualidad del cliente y ofrecerle opciones, también el futuro de la asistencia médica reside en reconocer la individualidad de cada paciente y ofrecer soluciones únicas que reflejen esta individualidad.

Existe un hombre que, a pesar de beber casi un litro de whisky escocés todos los días de su vida adulta, vivió hasta los 93 años. Manejó un negocio exitoso hasta poco antes de morir. Todos conocemos a alguien así, ¿verdad? Bueno, tal vez no alguien que bebe tanto whisky escocés, pero si a alguien que ignora las recomendaciones de salud más obvias; que fuma; nunca hace ejercicio; o come un plato de tocino diario, pero vive saludable hasta la vejez. Estas personas son fáciles de odiar. Son las personas que pueden sentarse en el patio trasero y fumar mientras nosotros nos matamos en el gimnasio. Pese a todo, esas personas parecen saludables. Son los que nos hacen gritar que la vida no es justa.

Lo que hace único a este bebedor de whisky escocés es que fue estudiado por investigadores que se preguntaban: ¿cómo puede este hombre beber tanto alcohol y aun así parecer tan saludable? Según lo que se consideramos "normal", este hombre debería haber estado enfermo, severamente deficiente en muchos nutrientes y con órganos muy dañados. Nunca debió haber llegado a los 60 años. En cambio, gozaba de excelente salud, era productivo, activo y coherente incluso a sus 90 años. Llamémoslo el curioso caso del hombre del whisky escocés.

Existe un tipo diferente de persona. Es un pariente cercano que come una dieta muy limpia. Su dieta se basa en plantas con una porción ocasional de pescado, en su mayoría orgánico, fresco y preparado en casa. Es profesora de yoga, fisioterapeuta, tiene un cuerpo que exude *fitness* y toma suplementos alimenticios integrales para complementar una dieta que ya es ejemplar. Su comida trampa es un pastel de arroz integral. Sin embargo, sus problemas de salud son… bueno, problemáticos. La falta de energía, la fatiga, los dolores de cabeza constantes, la hinchazón, los problemas hormonales y los problemas digestivos son parte de su vida diaria. En su adolescencia clasificó y compitió en el maratón de Boston, pero eso quedó en el pasado. A pesar de seguir hábitos saludables durante más de una década, no ha podido correr más de unas pocas millas sin sentirse enferma. Llamémoslo el curioso caso de la profesora de yoga amante del pastel de arroz integral.

La idea de que existe un conjunto estándar de requisitos de nutrientes para todos los seres humanos, o una dieta ideal única, es completamente errónea. Es falsa. Esta idea ha sido refutada una y otra vez en la literatura y una y otra vez en mis prácticas. Sin embargo, esta investigación probablemente sea innecesaria ya que la mayoría de nosotros conocemos a alguien como el curioso caso del hombre del whisky escocés, así como a alguien como la profesora de yoga amante del pastel de arroz integral. ¿Qué pasa aquí?

Somos individuos. Los científicos, hablando científicamente, llaman a esto individualidad bioquímica. Este término fue popularizado por Roger Williams en la década de los '60.s Roger Williams, un destacado científico y profesor de la Universidad de Texas Austin, tuvo un papel destacado en el descubrimiento de tres vitaminas B diferentes. Sabía algo sobre nutrición. De todas las cosas que sabía, de toda la sabiduría que quería impartir, compartió con mayor frecuencia y fervor un solo mensaje: todos somos únicos. Una talla no sirve para todos. Literalmente escribió el libro sobre el individuo bioquímico llamado - dicho sea de paso - *Individualidad Bioquímica*. Comparte el curioso caso del hombre del whisky escocés. Así como el Modelo T de Ford se extinguió porque ignoró los deseos individuales de sus clientes mientras otros escuchaban, Williams advirtió contra hacer lo mismo en el campo de la medicina. La mayor parte de la nutrición, se burló Williams, se basa en humanos estadísticamente promedio.

"La nutrición es para personas reales", dijo Williams. "Los humanos estadísticos son de poco interés."

Para comprender el problema de Williams con los "humanos estadísticos", imagina dos grupos de individuos. El primer grupo, que por comodidad llamaremos Grupo 1, está formado por 10 hombres. Todos tienen aproximadamente la misma altura, tienen cantidades promedio de músculo y grasa, condición física promedio, cantidades promedio de cabello, una tendencia promedio a consumir alcohol, pies de tamaño promedio, reacciones emocionales promedio y vista promedio. Todos ellos trabajan en trabajos promedio similares y tienen antecedentes económicos promedio. En resumen, todos son igualmente promedio.

El segundo grupo, llamémoslo Grupo 2, también es un grupo de 10, aunque está formado tanto por hombres como por mujeres. Dentro de este grupo hay uno bastante musculoso; uno más obeso; uno con resistencia excepcional; uno calvo; uno alcohólico, uno bastante alto; uno sujeto a ataques de ira; una embarazada; uno que trabaja en una fábrica; y uno que es miope.

Tomas un promedio estadístico del Grupo 1 y les ofreces un poncho de lluvia de talla única. ¿Qué sucede? Debido a que son más o menos iguales, puede quedarles el poncho. Sin embargo, en el Grupo 2, cada individuo es tan diferente que el promedio no sirve de nada. El poncho de talla única no le quedará bien a ninguna persona del Grupo 2. De hecho, los individuos del Grupo 2 son tan diferentes entre sí... ¿podemos asumir que todos querrían un poncho? Nos apresuramos a prescribir una solución única para todos sin siquiera considerar si uno prefiere un paraguas o incluso caminar (y posiblemente cantar) bajo la lluvia.

Es mucho más fácil desarrollar recomendaciones únicas para el Grupo 1. Para los médicos, cuanto más similares sean sus pacientes, más pueden asumir sobre ellos, su vida, su dieta, su estrés y sus deseos; más rápido pueden diagnosticar problemas y prescribir una solución con una eficiencia similar a la de la producción a escala. Mientras más asumas el concepto de la persona promedio estadística que usan los investigadores para representar a todos los humanos, más asumirás que vivimos en un mundo del Grupo 1. Igual de importante, cuanto más fuerte se aferren a esa suposición los investigadores y médicos, más rápido podrán pueden activar la línea de producción. El pensamiento de Grupo 1 facilita que la medicina sea como línea de producción. Una vez que has visto un Modelo T negro, los has visto prácticamente todos.

Casi todos los libros, estudios, trabajos de investigación y artículos asumen en algún nivel que somos un tipo de especie estándar de Grupo 1. El pequeño problema es que no vivimos en un mundo de Grupo 1. La suposición de que vivimos en un mundo de Grupo 1 es una generalización de conveniencia, pero carente de verdad.

La variación individual es la regla, no la excepción. Tenemos docenas de tallas de zapatos. Algunos de nosotros no tenemos pelo. Los humanos exhibimos una amplia variedad de altura, tonos de piel, niveles de estrés, exposición a toxinas y tono muscular. En cuanto a la nutrición, Williams descubrió que los requisitos de nutrientes pueden variar cuatro, 20 e incluso 100 veces de una persona a otra. Si bien 16 vasos de whisky escocés por día es una receta para el desastre (nutricional y de otro tipo) para *casi* todos, algunas almas raras no muestran signos de deficiencia y enfermedad. Williams descubrió que nuestros requerimientos nutricionales son únicos, tan únicos como nosotros. Sin embargo, la idea médica de la salud está atorada en el diagnóstico de enfermedades con la eficiencia de una línea de producción mientras prescribe una solución única para todos.

¿De dónde viene la individualidad que vemos en los humanos, la misma individualidad que nos convierte en una especie de Grupo 2? Para tratar de responder a esta pregunta, los científicos observaron nuestros genes. Los genes son partes del ADN y están codificados en un lenguaje relativamente simple. A pesar de su simplicidad (consta de solo cuatro letras: A, T, C y G), el ADN tiene la capacidad de codificar una individualidad increíble a través de su gran volumen. El genoma tiene aproximadamente tres mil millones de pares de genes que residen dentro de 23 cromosomas, presentes en todas y cada una de las células del cuerpo. Como una huella dactilar, el genoma de cada individuo es exclusivamente suyo.

La base misma sobre la que se construye la biología dicta que una sección de ADN, un gen, se transcribe en ácido ribonucleico (ARN) y luego se traduce en una sola proteína. Esta creencia está tan extendida y su aceptación es tan incuestionable que no se la considera una teoría sino el dogma central de la biología. (Increíble: dogma, una palabra que se usa más comúnmente para describir asuntos de fe. ¡Aquí se usa para nombrar un principio fundamental en la ciencia!) Este dogma describe un flujo de información unidireccional, desde el ADN de los genes hasta el ARN y luego hacia proteína. En cierto modo, propone un modelo de genes que, como el Modelo T de Ford, carecía de personalización, ya que el flujo de información unidireccional significaba que los genes con los que nacemos son nuestros para siempre.

La esperanza de médicos era que - al comprender los genes con los que nacemos - podrían predecir condiciones médicas futuras y permitir a la medicina tratar la enfermedad incluso antes de manifestarse. Al menos esa era la esperanza. El primer paso hacia esta posibilidad requería un genoma humano completamente mapeado. En 1990, el Proyecto Genoma Humano se propuso hacer precisamente eso. Este proyecto se convirtió en el proyecto biológico colaborativo más grande de la historia e incluyó el trabajo de equipos de investigadores de todo el mundo.

Así como un jugador de baloncesto podría calentar para un juego practicando bandejas sencillas, los investigadores del mundo comenzaron el proceso de mapeo del genoma humano mapeando primero el genoma de organismos mucho más pequeños: la mosca de la fruta y lombrices. Descubrieron que la mosca de la fruta común tenía 13,000 genes y un gusano redondo de un milímetro tenía un genoma un poco más grande de 18,000 genes.

Dado que los científicos sabían que había entre 70,000 y 90,000 proteínas en el cuerpo humano, esperaban que los humanos tuvieran al menos esa cantidad de genes de acuerdo con el dogma central de la biología de un gen = una proteína. Después de permitir algunos genes adicionales, instruyendo dónde termina el código de una proteína y comienza la siguiente, los científicos esperaban aproximadamente 100,000 genes en el genoma humano. Los investigadores razonaron que este número tenía sentido ya que el cuerpo humano de 30-40 billones de células es mucho más grande y más complejo que la mosca de la fruta y el gusano redondo.

Sin embargo, los investigadores no encontraron 100,000 genes.

Ni cerca.

En lugar de eso, los científicos descubrieron que el genoma humano - completamente secuenciado en 2003 - contenía solo 25,000 genes.

¿Qué pasó con los 75,000 genes faltantes?

La cuestión de los genes perdidos puso de cabeza al dogma central de la biología. Los científicos se preguntaron: ¿Cómo podemos hacer todas las proteínas necesarias a partir de solo 25,000 genes?

Profesionalmente, los investigadores y científicos estaban desconcertados por los resultados. Como humanos, quizá se sentían humillados - genéticamente hablando – por ser solo un poco más complejos que una mosca de la fruta o un gusano redondo. Los resultados no podían ser correctos.

Pero lo eran. Una vez confirmado que sí - de hecho, era correcto - los científicos centraron su atención en comprender cómo era posible. Los científicos razonaron que los humanos deben tener una forma de personalizar un genoma que antes se pensaba preconfigurado. Debemos agregar una variación creciente a un genoma sorprendentemente simple. Para explicar cómo esto era posible, nació el campo de la epigenética.

La epigenética es el campo de la comunicación genética. Explica cómo nuestro cuerpo obtiene retroalimentación de nuestro entorno, nuestra dieta y nuestras elecciones para personalizar la expresión del genoma. Al igual que Sloan escuchó a los clientes, vendedores y empleados antes de construir un automóvil a la medida de sus necesidades, la epigenética escucha las señales del entorno para personalizar la expresión de nuestros genes.

La palabra epigenética es una combinación del prefijo epi- que significa arriba o sobre y la palabra genética que se refiere a nuestros genes. Esto le da a la epigenética un significado literal de por encima o más allá de los genes, ya que los factores que controlan nuestros genes se encuentran fuera de los genes. En la práctica, esto significa que factores como la nutrición, el ejercicio, los niveles de estrés y el medio ambiente influyen en cómo se expresan los genes. La epigenética explica la expresión individualizada de nuestro código genético.

Para ilustrar el principio de la epigenética, imagina una biblioteca bastante grande llena de libros... 25,000 en este caso ya que cada libro representa un solo gen. El noventa y nueve por ciento del genoma de todos los humanos es el mismo. Dicho de otra manera, el 99% de los libros de cada una de nuestras estanterías son iguales. Según este hecho, deberíamos ser un tipo de personas del Grupo 1... pero no lo somos. En cambio, los científicos ahora reconocen que si bien compartimos el 99% de nuestro genoma con el resto de la población humana, cada uno de nosotros expresa ese genoma de una manera única. El hecho de que todos tengamos casi exactamente los mismos libros en los estantes no significa que todos comenzaríamos a leer el mismo libro. Resulta que, si comienzas en la mitad de un libro y te detienes en la mitad del siguiente, es probable que obtengas una historia diferente a la de leer cualquier libro por sí solo. Por ejemplo, si lees el comienzo de una biografía de Platón y el final de *Buenas Noches, Luna*, la historia resultante será muy diferente a la lectura de cualquiera de los dos libros por separado. La epigenética, entonces, es la ciencia de cómo nuestras elecciones, estilo de vida y entorno individualizan la expresión de nuestros genes. De hecho, a través de mecanismos epigenéticos, un gen puede expresarse hasta en 3,000 formas diferentes. Esto permite la complejidad necesaria para convertir 25,000 genes en más de 70,000 proteínas. En resumen, la epigenética explica la individualidad de los genes ignorado por el dogma central de la biología.

Las grandes diferencias que observamos de persona a persona - desde el color del cabello, la altura, la tasa metabólica, la función hepática, la esencia de lo que nos hacen un tipo de personas del Grupo 2 - provienen del 1% de nuestro genoma que es diferente y la expresión individualizada de ese 99% compartido.

Sin embargo, el dogma central de la biología y la idea médica de la salud sostienen que nuestros genes determinan nuestra salud. Si este dogma central de la biología fuera cierto, la idea de una medicina universal tiene algo de sentido porque si somos nuestros genes - y nuestros genes son 99% iguales - entonces, más o menos, somos todos iguales. Seríamos del tipo de personas del Grupo 1.

Por otro lado, la epigenética argumenta que nuestras elecciones, estilo de vida y entorno individualizan la expresión de nuestros genes; estos factores son más importantes que nuestros genes. La epigenética nos dice que no somos 99% iguales sino 100% únicos. Esta singularidad tiene profundas implicaciones para nuestra salud.

Si los genes fueran el determinante único de salud (y enfermedad), los gemelos idénticos tendrían resultados de salud idénticos. Sin embargo, los investigadores han encontrado que la esperanza de vida entre gemelos idénticos varía ampliamente, con una diferencia promedio de más de 15 años. En gemelos con genes 100% idénticos, la esperanza de vida varía mucho. Resulta que el destino de nuestra salud no está escrito en nuestros genes. Resulta que se encuentra en la biblioteca de la vida. La epigenética nos dice que tenemos el poder de elegir los libros que leemos y cómo los leemos. La adición de esta elección significa que no somos máquinas estandarizadas, sino tan únicos como nuestro entorno individualizado.

En mi consultorio, así como en las fábricas médicas, le pregunto a cada paciente su historial familiar de enfermedades. Sin embargo, no confundo la idea de la historia familiar de enfermedades con los antecedentes genéticos de enfermedades. No son la misma cosa. Para probar esto, los investigadores han estudiado lo que sucede con los niños adoptados en sus nuevas familias. Resulta que los niños adoptados a menudo desarrollan las mismas enfermedades que su familia adoptiva.

Sin embargo, estos niños no comparten genes con su familia adoptiva. Entonces, ¿qué explica esta conexión?

Las historias familiares de enfermedades siguen siendo importantes, pero no debido a la genética. En cambio, es porque heredamos mucho más de nuestra familia que solo nuestros genes. De los miembros de nuestra familia a menudo aprendemos, consciente o inconscientemente, qué comer; cómo comer; la importancia (o la falta de importancia) del ejercicio; qué tipo de carreras son aceptables (lo que afecta cosas como los niveles de estrés y la exposición a toxinas) y cuáles son inaceptables; cómo manejar (o no manejar) el estrés; y cómo comunicar (o no comunicar) nuestros sentimientos, entre muchos otros comportamientos.

En la mayoría de las enfermedades como las enfermedades cardíacas, el cáncer y la obesidad, los factores genéticos representan solo el 3-5% de todos los casos. Si bien hay algunas enfermedades puramente genéticas como el síndrome de Down en el que los pacientes tienen una tercera copia del cromosoma 21, enfermedades como esta son la excepción y no la regla. La mayoría de las enfermedades, en cambio, son como las enfermedades cardíacas, el cáncer y la obesidad: tienen factores de riesgo genéticos, pero no son enfermedades genéticas.

Si bien los genes contribuyen alrededor de 3-5% de nuestro riesgo de enfermedad, todos los demás factores se combinan para explicar el otro 95-97%. Si bien los genes ofrecen una explicación única de las enfermedades, son tan obsoletos como la fábrica Ford tras la muerte del Modelo T.

Los beneficios de la individualización sobre las soluciones únicas para todos son evidentes desde la primera comida del bebé. Se ha dicho que la leche materna es el alimento perfecto de la naturaleza, una combinación ideal de proteínas, grasas, carbohidratos, vitaminas y minerales. Esto es cierto. Sin embargo, lo que la hace perfecta no son sólo los nutrientes que contiene, sino también la forma individualizada en que una madre se los proporciona a su bebé. La leche materna cambia constantemente su contenido de nutrientes, exactamente con las necesidades cambiantes del bebé.

La primera comida de un bebé del pecho de una madre se llama calostro. Esta leche espesa y dorada proporciona una comida fácilmente digerible para el recién nacido. En comparación con la leche materna, el calostro tiene menos grasa y lactosa y más carbohidratos, proteínas y potasio para satisfacer las necesidades inmediatas del recién nacido. También proporciona al recién nacido su primer impulso inmunitario, ya que es rico en moléculas IgA que combaten las infecciones. Al mismo tiempo, el calostro es rico en probióticos que aportan los nutrientes necesarios para colonizar el microbioma del bebé. La leche materna es, sobre todo, dinámica. Cambia como los automóviles de Sloan según las necesidades exactas del recién nacido.

Aunque esto es sorprendente, la individualización no termina aquí. La leche materna no sólo cambia con el tiempo, sino que se individualiza en respuesta a una gran cantidad de factores - incluyendo el género - ya que la leche materna de los niños contiene un 25% más de calorías que la de las niñas. Se individualiza en función de la etapa de alimentación, ya que la primera leche que consume un bebé durante cualquier alimentación - llamada leche inicial - contiene más carbohidratos, proteínas y vitaminas, así como una mayor composición de agua para proteger al bebé de la deshidratación. La leche final, producida al final de cada alimentación, es más espesa y de color más oscuro, con un mayor contenido de energía y grasa. Se individualiza según la hora del día, ya que la leche materna vespertina contiene más hormonas que inducen el sueño. Si el niño está enfermo, la leche materna contendrá más anticuerpos para combatir infecciones. Debido a esto, la leche materna puede comenzar a tratar al bebé por una enfermedad mucho antes de que el médico la diagnostique. La leche materna incluso se individualiza según el clima, ya que cuanto más cálida es la temperatura, más agua contiene la leche materna para evitar la deshidratación en el niño. La comida perfecta de la naturaleza es perfecta porque está individualizada según las necesidades exactas del niño.

Aún más sorprendente, si la madre tiene mellizos, la leche materna de cada bebé será única. Existen mecanismos de retroalimentación entre la madre y el bebé que le permiten a la mamá sintonizarse con las necesidades individuales de su hijo y darle a cada niño un alimento personalizado adaptado a sus necesidades exactas.

En la década de 1960, los médicos intentaron recrear la leche materna en un laboratorio. Sus componentes fueron medidos, cuantificados y combinados. Se construyó la línea de producción. El único problema fue que no funcionó. Los bebés alimentados con fórmula tenían un mayor riesgo de muchos problemas de salud, incluido el cáncer. Además, las madres que no amamantaron también sufrieron un mayor riesgo de cáncer de mama y les tomó más tiempo perder el peso del bebé. Tanto los científicos como los médicos aprendieron que la replicación sintética y estática de la leche materna no era un sustituto efectivo. Tanto la madre como el bebé sufrieron. ¿Por qué? No sólo ignoraron la individualización, sino que perdieron la noción del todo. Imagínese tratar de recrear Yellowstone contando primero todas las criaturas, plantas, peces y arroyos y luego arrojándolos al azar en cualquier lugar. No funcionaría. La magia de Yellowstone no se encuentra en la cantidad de árboles, plantas, pájaros y animales, sino en la increíble sinergia creada entre ellos. De igual forma, la magia de la leche materna no se encuentra en sus partes sino en la función sinérgica del todo. Las fórmulas infantiles violan tanto el Principio de Yellowstone como el Principio de Salud del Modelo A.

Si el alimento perfecto de la naturaleza cambia en respuesta a las necesidades individuales del bebé, así como a su entorno, la hora del día y el clima, ¿cómo podemos suponer que existe una dieta única que funciona para todos nosotros los adultos? ¿No estamos cometiendo el mismo error que los médicos y científicos promotores de fórmulas de la década de 1960? Resulta que sí.

La etiqueta de información nutricional califica el contenido de nutrientes de cada alimento según recomendaciones nutricionales genéricas. Se basa en la mítica persona promedio que necesita una dieta de 2000 calorías y la falsa suposición de que vivimos en un mundo del Grupo 1.

La etiqueta de nutrición se remonta a 1941 cuando la Junta de Alimentos y Nutrición estableció las cantidades dietéticas recomendadas originales (*RDA* o *Recommended Dietary Allowances*, en inglés) para prevenir enfermedades tanto en soldados como en civiles durante la Segunda Guerra Mundial. Las RDAs originales establecieron pautas para las calorías y ocho nutrientes esenciales.

Cuando se establecieron las RDAs, se crearon para prevenir enfermedades durante la guerra. Las RDAs nunca se enfocaron en crear salud. Trataban de prevenir enfermedades. Esta es una distinción crucial ya que el nivel de un nutriente que previene la enfermedad es muy diferente al que crea la salud. Considera un nutriente como el calcio. La cantidad mínima que previene una enfermedad como la osteoporosis es muy diferente a la cantidad que crea huesos óptimamente fuertes. El hecho de que un paciente no tenga osteoporosis no significa que tenga una salud ósea óptima. Incluso hoy en día, podría conducir un Modelo T de un siglo de antigüedad para llegar desde Chicago y Nueva York. Lo haría con una velocidad máxima de 40 a 45 millas por hora, sin aire acondicionado, sin amortiguadores y (¡imagínate!) sin cargador de teléfono. No sería un viaje fácil. El hecho de que me lleve hasta ahí no significa que sea óptimo. Con la nutrición, una dosis diaria recomendada que previene enfermedades es sólo el comienzo del viaje hacia la salud. Los niveles de nutrientes que previenen enfermedades no son los mismos que los que promueven una salud óptima, al igual que un Modelo T eventualmente te llevará a tu destino, pero será un viaje mucho más difícil.

Un segundo problema es que las RDAs de hoy ignoran la individualidad. Originalmente, en la década de 1940, la RDA de un nutriente para un individuo dependía de tres factores: edad, sexo y paridad (¿está embarazada?), reconociendo al menos alguna variación individual entre las necesidades nutricionales. Con el tiempo, estas diferencias se mezclaron con las recomendaciones nutricionales universales que encontramos hoy en etiquetas. Con suprema ironía para el legado del Dr. Williams, ahora tenemos una RDA única para 29 nutrientes diferentes, incluyendo la vitamina B que Williams aisló y nombró por primera vez (ácido fólico B9) y los otros dos que ayudó a descubrir (B5 y B6). En la actualidad, las RDAs son suficientes para evitar enfermedades en el 97.5% de la población. Esto significa que incluso si consumimos la dosis diaria recomendada de un nutriente en particular, una de cada 40 personas seguirá teniendo deficiencia de ese nutriente. Las RDAs no sólo no crean una salud óptima para nadie; para algunos ni siquiera previenen enfermedades.

¿Hay alguna prueba de que cambiamos de tener requisitos nutricionales individualizados como recién nacidos a necesidades nutricionales uniformes etiquetables como adultos? Ninguna. No existe evidencia de una fórmula única para la nutrición humana (recuerda que incluso las RDAs originales para prevenir enfermedades reflejaban *cierta* individualidad) y existe evidencia increíble a favor de los requisitos de nutrientes individualizados. De hecho, nunca ha habido un nutriente (vitamina, mineral u otro) que no muestre una marcada individualidad.

La suposición en nutrición es que hay un humano estadísticamente normal, que los humanos son una especie de personas del Grupo 1, y que esta persona del Grupo 1 estadísticamente promedio necesita una cantidad estadísticamente promedio de vitaminas, igual que todos los demás humanos promedio similares. Es la idea de que todos somos el mismo Modelo T negro con requisitos universales de gasolina y aceite de motor. Se nos dice que nuestras necesidades nutricionales son todas iguales… o al menos lo suficientemente parecidas para trabajar en el gobierno. Esto definitivamente no es cierto.

Algunos ejemplos de individualidad reconocida en la nutrición son:

- Los levantadores de pesas necesitan más proteínas.

- Los atletas de resistencia necesitan más vitaminas B.

- Las mujeres que menstrúan necesitan más hierro.

- Los adictos al azúcar necesitan más zinc y vitaminas B.

- La infección aumenta nuestra necesidad de zinc, vitamina C, calcio, vitamina A y ácidos grasos esenciales.

- El estrés aumenta nuestra necesidad de minerales como calcio, potasio, magnesio y manganeso, así como de vitaminas B y C.

- Las mujeres embarazadas necesitan más de todo.

Los seres humanos somos seres dinámicos. Nada de esto se refleja en las etiquetas nutricionales de talla única. Así como los requerimientos de nutrientes de un recién nacido son dinámicos y cambian constantemente, así también son los requisitos nutricionales de los adultos.

El principio de individualidad no sólo se aplica a las necesidades nutricionales del cuerpo; también se aplica a su anatomía. Encontramos variaciones increíbles en todo el cuerpo. El nervio ciático viaja a través de los músculos de los glúteos en una de 13 configuraciones diferentes.

Dependiendo de esta configuración, algunos son más propensos al dolor de espalda mientras que otros escapan a este malestar. Algunos estómagos soportan hasta ocho veces más que otros. Los umbrales de sabor individuales varían hasta 20 veces, lo que explica el amor de algunas personas por las comidas picantes mientras que otros lloran solo de pensarlo.

Si miramos con detenimiento al corazón, hay muchos ejemplos de variación anatómica dentro de este órgano.

- La forma de la aurícula derecha, una de las cuatro cámaras del corazón, tiene más de 12 variaciones diferentes en la forma y ubicación de la válvula.

- En un estudio de hombres jóvenes sanos, la frecuencia cardíaca varió 233%, de 45 a 105 latidos por minuto.

- El mismo estudio encontró que la capacidad de bombeo del corazón variaba en hombres jóvenes sanos hasta en un 342%, de 3.16 a 10.81 litros de sangre por minuto.

- La aorta, la arteria principal que sale del corazón, tiene no menos de seis configuraciones diferentes de aorta y vasos principales… esto en apenas sus primeras dos pulgadas.

- Además, el tamaño de la aorta puede variar por un factor de tres.

La variación en el tamaño y la forma del corazón es tan común en la infancia que, según los investigadores, rara vez se ve un corazón promedio típico. La idea de un promedio es un mito, igual que un poncho que te quede bien. Estos no son solo datos interesantes. Cada día se toman decisiones de vida o muerte basadas en la idea de un corazón normal promedio. Los médicos usan estos valores "normales" para determinar cuándo los pacientes necesitan tratamientos cardiovasculares e incluso cuándo necesitan cirugía cardíaca. Los investigadores en Viena concluyeron que el uso de "normales" que no reconocen las diferencias anatómicas debido al género, la edad, la altura y el peso significa que algunos pacientes reciben medicamentos que no necesitan y otros no reciben los medicamentos que necesitan. Peor aún, algunas personas se someten a una cirugía cardíaca que no necesitan y otras no se someten a las cirugías que necesitan desesperadamente. Ignorar la individualidad no sólo es fallar en el tratamiento de la enfermedad, sino que - a través de los efectos secundarios de los medicamentos y las cirugías – es crear aún más enfermedades. Somos un tipo de personas del Grupo 2. Esto es evidente en nuestros requerimientos de nutrientes, nuestra expresión genética e incluso nuestra anatomía.

Trisha entró en la oficina con una historia muy similar a la mía. Tuvo dolores de cabeza por primera vez en 1993 (dos años después de que comenzaron mis dolores de cabeza); ella tenía 25 años y trabajaba para una gran agencia de bienes raíces. A medida que sus dolores de cabeza empeoraron, comenzaron a interferir con su trabajo y su vida. Comenzó a buscar ayuda en el mundo de la medicina y probó, según sus palabras, "todas las drogas para la migraña que existían" incluyendo antidepresivos, relajantes musculares e hidrocodona, un analgésico a base de opioides. Iba de médico en médico, de fármaco en fármaco. Continuó así durante años, pero los dolores de cabeza no mejoraron. Finalmente, un neurólogo notó un hallazgo alarmante en su resonancia magnética. Vio que una parte del cerebelo era empujada hacia abajo a través de la base del cráneo. Anunció que había encontrado la causa de sus dolores de cabeza. "Finalmente", pensó. El neurólogo le dio el diagnóstico de malformación de Chiari. Para visualizar lo que es una malformación de Chiari, imagínate tratando de empujar una clavija cuadrada a través de un orificio redondo, solo que en este caso tu cerebro es la clavija y tu cráneo es el orificio. Una malformación de Chiari es un defecto estructural en el que el cerebelo se empuja hacia abajo a través de una abertura en la parte inferior del cráneo. Las complicaciones neurológicas de esta compresión incluyen dolores de cabeza y dolor de cuello.

Con la malformación de Chiari visualizada, su médico anunció que había encontrado el problema. Tenían pruebas en la resonancia magnética. Trisha confiaba en su médico. Después de años de probar drogas por una causa desconocida, ahora tenía una causa que podía ver. *Esto es un avance*, pensó. El tratamiento médico de una malformación de Chiari es la cirugía cerebral. Específicamente, un procedimiento quirúrgico en el que se abre más el orificio en la parte inferior del cráneo y se corta un trozo del hueso del cuello. Si haces el agujero redondo más grande y creas más espacio, esto eliminará la presión del cerebro y los síntomas desaparecerán … o al menos esa era la esperanza.

Trisha siguió el consejo del médico y se sometió a la cirugía para reparar la malformación de Chiari. La cirugía fue un éxito, al menos según los médicos. Desafortunadamente, Trisha no consideró exitosa la cirugía. Después de la cirugía, despertó con peor dolor que antes. "Debería mejorar en los próximos días", dijeron los médicos. No fue así. Trisha se sintió descorazonada y deprimida. Su rehabilitación posquirúrgica incluyó meses de dolorosa fisioterapia, sumado al costo financiero de la cirugía. Todavía tenía dolores de cabeza, sólo que ahora eran peores que antes. Debido al dolor, se vio obligada a dejar su trabajo. Años más tarde viajó a la Clínica Mayo, donde los médicos le dijeron que debió haber tenido esa cirugía (*No me digas*, pensó Trisha tras escuchar esa conclusión). En la Clínica Mayo le recetaron más analgésicos y terapia de biorretroalimentación. Durante la próxima década, sus dolores de cabeza continuaron empeorando. Trabajar seguía siendo una lucha en los días buenos e imposible en los días malos. Se sentía agotada trabajando medio tiempo cuidando a un niño. Cuando finalmente llegó a mi oficina, dijo que había sufrido dolores de cabeza diarios durante más de dos décadas.

Recordé mi propia historia, ya que varios médicos me dijeron que el quiste que tengo en el cerebro era la causa de mis dolores de cabeza. Sin embargo, a diferencia de Trisha, los médicos nos aconsejaron a mis padres y a mí que no nos sometiéramos a una cirugía cerebral. A medida que crecía, de un niño de siete años a mi adolescencia, no aceptaba la explicación del médico de que el quiste era la causa de mis dolores de cabeza, sobre todo cuando las resonancias magnéticas repetidas mostraron que el quiste no cambiaba mientras el dolor en mi cabeza cambiaba constantemente.

La historia de Trisha fue el contrapunto de la mía. Tenía dolores de cabeza que varios médicos dijeron eran causados por un hallazgo en la resonancia magnética. Se sometió a la cirugía, le quitaron la "causa" y todavía tenía el dolor. Mientras me contaba su historia, pensé en las dos reglas que uso para aplicar el principio del Modelo A: primero, cualquier cosa puede causar cualquier cosa; y dos, todo efecto tiene una causa. El truco es averiguar cuál es esa causa.

En el caso de Trisha, identificamos una serie de posibles causas de sus dolores de cabeza. Un examen nutricional individualizado reveló una sensibilidad al azúcar refinado, al trigo y a los productos lácteos. Además de esto, usamos una serie de suplementos nutricionales para promover la salud de su cuerpo, incluyendo la tiroides, los riñones y el sistema inmunológico. Además de esto, tenía curiosidad por saber si había factores estresantes en su vida que pudieran contribuir a sus síntomas. Le pregunté a Trisha qué pasaba en su vida hace 25 años, justo antes de que comenzaran los dolores de cabeza. Recordó una relación que había terminado justo en ese momento. Fue una relación que trajo lágrimas y cicatrices de abuso emocional. Cicatrices que aún estaban vivas un cuarto de siglo después. Sabiendo esto, la tratamos como un individuo: un programa dietético individualizado, un programa personalizado para manejar los factores estresantes emocionales subyacentes específicos que precedieron a los primeros dolores de cabeza y ajustes quiroprácticos específicos para ayudar a su cuerpo a sanar.

Al momento de escribir este artículo, Trisha ha sido mi paciente durante más de cinco años. En su última visita, Trisha me dijo que sólo había tenido un dolor de cabeza en las últimas siete semanas tras desviarse de la dieta prescrita con una cena de barbacoa. Este era el periodo más largo que había pasado sin dolor de cabeza en décadas. Reportó una disminución del 90% en los dolores de cabeza desde que comenzó a atenderse, tras años de empeoramiento progresivo del dolor. No hemos resuelto todos sus problemas de salud, pero su vida se ha transformado por la casi ausencia del síntoma que dominó su vida durante veinticinco años. Una transformación posible gracias al reconocimiento de su individualidad.

Tras la muerte del Modelo T, la fábrica que alguna vez produjo más de 5,000 autos por día tuvo que cerrar durante casi cinco meses. Al final, Ford aprendió la lección: ignorar al individuo aceleraba su propia destrucción. Una talla única para todos a menudo significaba una talla única para ninguno. Ese camino llevaba a la empresa a la bancarrota.

Incorporando estas lecciones, el futuro de Ford supuso un alejamiento tan radical de su pasado que su vieja y monolítica fábrica quedó obsoleta. Tuvieron que desechar más de 40,000 herramientas. Meses más tarde, tras la reapertura de la fábrica remodelada, Ford presentó el Modelo A como su respuesta a los éxitos de General Motors y el fin del Modelo T estandarizado. El nuevo Modelo A, repleto de opciones y personalizaciones, se pareció más a los automóviles de General Motors de Sloan que al Modelo T de Ford. Los clientes aceptaron el Modelo A de Ford porque Ford aceptó al individuo.

Así continúa mi historia, mi búsqueda de respuestas y alivio al dolor incesante...

Cinco años después, mi mamá, papá, tres hermanas y yo nos reunimos en la casa de mis abuelos. Recuerdo que era Nochebuena. Mientras disfrutábamos de una Navidad italiana completa con conchas rellenas y mozzarella frita, mi abuelo habló en privado con mi padre.

"¿Cómo van los dolores de cabeza de Jeffrey?", preguntó mi abuelo conociendo ya la respuesta.

Me senté sólo después de llevar mi comida a un rincón tranquilo. El dolor de cabeza era leve, pero todavía tenía dolor. A las pocas horas me metería a un dormitorio para escapar de la música navideña, las luces navideñas y dormir tratando de borrar el dolor. Escuché su conversación a media habitación de distancia.

"¿Recuerdas que el año pasado hablamos sobre el doctor en Atlanta? Realmente creo que deberían ir", dijo mi abuelo. Medía casi seis pies de alto, con herencia siciliana y una mandíbula dominante. Cuando hablaba, la gente escuchaba.

Continuó hablando a mi papá. "Tu madre y yo hablamos con Evelyn nuevamente la semana pasada. Sigue bien."

Evelyn era una amiga de mis abuelos que vivía en Carolina del Sur. Tenía fuertes dolores de cabeza que sufrió durante años, como yo. Había visto a muchos médicos que no podían ayudarla, ¡como yo! Finalmente fue a un médico alternativo en Atlanta y ahora sus dolores de cabeza habían mejorado mucho; incluso habían desaparecido.

Me incliné hacia adelante, dejando la comida en la mesa. El dolor disminuyó.

Mi abuelo continuó: "Michelle es estudiante de primer año en Atlanta, voy a visitarla en marzo. ¿Por qué no mandas a Jeffery para vernos ahí? No era una pregunta sino una orden. "Sí", le respondió.

Así fue como, poco después de cumplir 14 años en marzo de 1999, llegué a Atlanta para visitar a mi prima Michelle en la universidad, Me acosté boca arriba en el consultorio de un médico alternativo, un quiropráctico especializado en nutrición.

Llegamos un viernes por la mañana y fuimos directamente a la oficina. La oficina no se parecía a ninguna en la que hubiera estado. Era un pequeño edificio amarillo, una casa reconvertida que parecía construida en la década de los '20s. Distaba mucho de los impresionantes edificios de medicina tradicional a los que estaba acostumbrado.

"¿Estás seguro que es aquí?", preguntó mi madre al taxista.

"Sí… eso creo." La dirección en la hoja coincidía con los números del edificio, pero el edificio a duras penas coincidía con la idea del lugar al que creía ir.

Tras terminar la consulta inicial (que consistió en una historia clínica de 30 minutos… ¡con un solo médico!), me acosté y viví una prueba muscular por primera vez. No hubo análisis de sangre ni pruebas neurológicas.

Como aprendería más adelante, la prueba muscular es cuando un practicante usa un músculo indicador como el deltoides del hombro para probar un sistema de puntos correspondientes a órganos y músculos. Imagina esto: estoy acostado boca arriba y el médico empuja mi brazo con un brazo mientras toca una serie de puntos con el otro. A veces, mi brazo se mantuvo fuerte y otras veces mi brazo se debilitó. Basado en los puntos donde mi brazo se mantuvo fuerte y donde se debilitó, el doctor formuló su opinión.

Fue raro. Me reí. No dentro, no en silencio, sino abiertamente, con el médico a un pie de distancia.

¡Esto es una locura! ¿Volé hasta aquí para esto?

No podía entender lo que hacía.

Más tarde aprendí que las pruebas musculares se basan en los principios de la acupuntura y la medicina tradicional china. Reconocer la integridad y el equilibrio en el flujo de energía del cuerpo es vital para la salud. Al probar puntos de contacto específicos, el médico puede obtener una gran comprensión de la función del cuerpo.

En ese momento, nada de esto tenía significado para mí.

Cuando terminó la visita, el Dr. Marc explicó que encontró evidencia de estrés cardíaco y digestivo. Debía tomar dos suplementos, uno para ayudar con cada sistema.

Si bien el examen y la evaluación fueron – por lo menos, algo fuera de lo común – la idea de tomar una píldora me era familiar.

Lo que dijo a continuación fue lo que realmente me confundió.

"Quiero que elimines el azúcar y los lácteos de tu dieta".

"¿Qué quieres decir?", pregunté con mirada de sorpresa.

"No quiero que comas azúcar refinada ni lácteos. Nada de galletas, pasteles, refrescos, leche, queso, yogur, helado…"

Continuó hablando, pero me sentí perdí.

"¿Qué queda?" Fue todo lo que pude preguntar a modo de respuesta.

Meses después, cuando volví para la segunda visita, dejé de reírme y comencé a hacer preguntas.

"¿Cómo van tus dolores de cabeza?" preguntó el médico.

"No estoy seguro de entender cómo, pero creo que me siento mejor".

Sonrió.

Aunque no estaba curado – ni cerca de estarlo – no había empeorado. Por primera vez en años, visité a un médico, seguí sus instrucciones y los dolores de cabeza no empeoraron. Esta fue una gran, gran victoria. De hecho, pensé que incluso me sentía mejor. La idea de la curación me resultaba tan extraña que dudaba en creer que fuera posible. Ninguna visita a un médico en siete años había mejorado mis migrañas.

Para mí, esta pequeña victoria fue un milagro, los primeros signos de progreso. Al final de la visita me pregunté cómo funcionaba todo esto.

Me costaba entender cómo los suplementos alimenticios y las pruebas de energía podrían ayudarme a sentirme mejor porque fui educado y criado en la idea médica de las drogas y las cirugías. ¡Esto estaba completamente alejado de esa idea!

¿Cómo funciona todo esto? La búsqueda para responder a esa simple pregunta me llevó al viaje de mi vida.

> "Si existe alguna materia suprema en el universo, es la energía pura…
> las partículas subatómicas no están 'hechas' de energía; son energía."

GARY ZUKAV *DANZA DE LOS MAESTROS WU LI*

CAPÍTULO 4
EL PRINCIPIO CUÁNTICO

∞
El Poder de la Nada

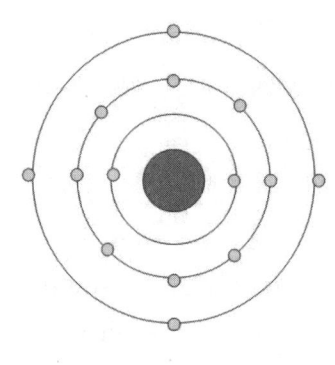

Cuando estaba en quinto grado, mi maestra, la Sra. Stanczyk, nos enseñó a mis compañeros de clase y a mí sobre el átomo. El átomo, explicó, era la piedra angular del universo. Nuestro libro de texto de ciencias mostraba un modelo simple del átomo, uno con el núcleo en el centro rodeado de electrones que giran alrededor del núcleo. La señora Stanczyk asignó a mis compañeros y a mí un proyecto:

hacer un modelo del átomo. Utilicé monedas para hacer mi átomo, pegando monedas de cinco y diez centavos para representar los protones y neutrones del núcleo y monedas de un centavo para cablear alrededor del núcleo como representación de los electrones. Lo que mostraba mi modelo rudimentario del átomo era un átomo que estaba hecho de cosas, pequeñas cosas.

En mi modelo, las monedas representaban las partículas que forman el átomo. Los libros de ciencia enseñan que los "bloques" de construcción del universo son los átomos y que los "bloques" de construcción del átomo son protones, neutrones y electrones más pequeños. Debido a que los átomos forman moléculas que forman las células, tejidos y órganos del cuerpo, el cuerpo humano también está hecho de cosas. La idea médica de la salud sigue el pensamiento de mi libro de texto de quinto grado: vivimos en un mundo hecho de cosas.

¿Es esto cierto? Durante milenios, los científicos y pensadores asumieron que el universo estaba hecho de pequeñas partículas, diminutos Legos que se combinaban para construir el cosmos. Esto se ha asumido ampliamente, pero nunca ha sido comprobado. De hecho - incluso hoy - los científicos se refieren a lo que aprendí en mi libro de texto de quinto grado como *teoría atómica*; nunca llegan a llamarlo hecho atómico. ¿Por qué? Porque incluso con todos los asombrosos avances de la ciencia, nadie ha visto nunca un átomo. Sin pruebas, lo mejor que pueden hacer los científicos es suponer.

Lo que nunca aprendí en la escuela fue que si el modelo del átomo que hice en quinto grado tuviera la escala correcta - con monedas de diez centavos y cinco centavos pegadas para representar los protones y neutrones del núcleo - el electrón más cercano en mi modelo no debió estar a sólo pulgadas de distancia pegado a un cable; debió haber estado a más de una milla de distancia. La verdad es que los átomos son 99.996% espacio, algo que el libro de texto de ciencias y los modelos de mis compañeros de clase y yo lamentablemente representamos mal.

Aunque el átomo es 99.996% espacio, no está exactamente vacío. Lo que nos enseña la física cuántica, la evolución de la física defendida por

Einstein y otros, es que el espacio "vacío" en realidad no está vacío: está lleno de energía. Entonces, la energía - no el átomo - es el verdadero bloque de construcción de nuestro universo.

$$E = mc^2$$

En última instancia, el átomo está hecho de energía. Esto significa, por supuesto, que tú, yo y el cosmos estamos hechos de energía. La famosa ecuación de Einstein, $E = mc^2$, dice que la energía de un objeto (E) es igual a la masa de un objeto (m) multiplicada por la velocidad de la luz al cuadrado (c^2). Esto suele entenderse como Einstein diciendo que la masa se puede convertir en energía y que la energía se puede convertir en masa. Si bien esto es cierto, la verdad de la ecuación es mucho más profunda. Con un simple signo igual (=) en la ecuación más famosa de la física, Einstein comunica que la *masa es energía* y que la *energía es masa*, borrando cualquier distinción entre ambos. Aplicado a la salud, esto significa que nuestro cuerpo - que a menudo consideramos como algo real hecho de masa - en última instancia se compone de energía.

La ecuación simple de Einstein y el signo igual entre la energía y la masa revolucionaron la comprensión del universo de los físicos. La revolución cuántica siguió cambiando la comprensión del movimiento de los planetas, la luz y la gravedad. Llevó a avances en los campos de los semiconductores, los superconductores y las computadoras. Condujo a la primera teoría coherente de la química. Lo más importante, sin embargo, fue que revolucionó el átomo y nos enseñó que no vivimos en un universo de cosas.

En la atención médica, el dogma del tratamiento de la enfermedad se basa en una preocupación por las cosas y una ignorancia de la energía. Cuando una piedra cae al agua, el agua se ondula. Las ondas en el agua son los efectos visibles de las ondas de energía que viajan a través del agua. Muchas veces, la enfermedad en el cuerpo es como las ondas en el agua. Observamos la enfermedad en el cuerpo como ondas, pero la causa – la primera piedra que cae – empieza a nivel energético. Consideremos el ejemplo de los ataques al corazón. Para prevenir ataques cardíacos, los médicos buscan un marcador de enfermedad cardíaca. El sistema médico se enfoca en las cosas como causas. Lo más común que la medicina usa para predecir enfermedades del corazón es el colesterol. El análisis de sangre puede medir el colesterol. Los medicamentos pueden tratar el colesterol de manera efectiva. Sin embargo, sabemos que el 50% de los pacientes que sufren ataques al corazón tienen niveles normales de colesterol. Los estudios incluso han demostrado que los pacientes con niveles más altos de colesterol, una molécula vilipendiada por su función de obstruir las arterias, tienen tasas *más bajas* de ataques cardíacos que aquellos con los niveles recomendados de colesterol. A pesar del control y tratamiento del colesterol, los incidentes de enfermedades cardíacas continúan aumentando año tras año. Entonces, el tratamiento controla el síntoma - la cosa - pero no el problema. El colesterol es una onda en el agua, una manifestación observable pero no la causa. Reducir el colesterol por sí solo no genera salud.

¿Qué tal si buscamos una causa de los infartos más allá de las cosas? Una causa potencial de los ataques al corazón es el estrés. El estrés no es algo tangible. Como tal, a menudo se ignora en el sistema médico. Lo que sí sabemos es que los factores estresantes repentinos, como la muerte de un ser querido, pueden aumentar el riesgo de muerte por ataque cardíaco en un 1,800%. Una pérdida repentina, si bien no es algo tangible, desencadena una respuesta de estrés en el cuerpo, lo cual es un evento muy real. Una pérdida repentina es la piedra que cae en el agua. Un 1,800% de aumento en el riesgo de sufrir ataque al corazón es una onda que se mueve a través del agua, evidencia de una perturbación energética. Sin embargo, los médicos no pueden medir el estrés. El estrés es un fenómeno energético que tiene efectos físicos. Como los médicos no pueden medir el estrés, no lo tratan. El dogma médico asume que las cosas que se pueden medir, como el colesterol, son más importantes que las que no se pueden medir, como el estrés.

Este enfoque en medir cosas para diagnosticar enfermedades no es específico de las enfermedades cardíacas. En la depresión, el tratamiento médico en forma de fármacos se basa en la idea de tratar una cosa (niveles bajos de serotonina). Los tratamientos contra el cáncer se basan en matar algo - las células cancerígenas - con medicamentos tóxicos, radiación o extirpando el cáncer mediante cirugía. Sin embargo, la salud no se crea tratando las cosas. De hecho, a veces, al centrarnos en hacer algo (como la cirugía) ignoramos tratamientos que utilizan el principio cuántico (el poder de la nada) como el efecto placebo.

La Escuela de Medicina de Baylor publicó un estudio en 2002 que evaluó la efectividad de diferentes tipos de cirugía para tratar el dolor de rodilla. El autor principal del estudio, el Dr. Bruce J. Moseley - profesor clínico asociado de ortopedia en Baylor en ese momento y ahora director del programa Sports Medicine Fellowship - quería saber qué tipo de cirugía era más eficaz para la artritis degenerativa de la rodilla. Hay dos cirugías principales para este tipo de artritis. En el primera, los médicos rasuran el cartílago dañado en la rodilla, quitando lo que se cree que irrita la articulación. En el segundo, los cirujanos enjuagan la articulación de la rodilla, también para extirpar lo que causa la inflamación. El Dr. Moseley quería saber qué tipo de cirugía, rasurado o enjuague, era más eficaz para tratar el dolor de rodilla.

Para estudiar la efectividad de cada tipo de cirugía, el Dr. Moseley también necesitaba lo que se llama un grupo de control. El grupo de control es un grupo de pacientes que no reciben ningún tipo de intervención.

En este caso, el grupo de control recibiría una cirugía "falsa", lo que significa que estarían sedados, los cirujanos harían incisiones estándar alrededor de la articulación mientras actúan y hablan como si realizaran una cirugía real. No obstante, en el grupo de control no hubo enjuague de la rodilla ni rasurado del cartílago. En lugar de eso, después de 40 minutos los cirujanos cerraban las incisiones tras no hacer nada dentro de la articulación, ni rasurado ni enjuagado. Los cirujanos no sabían qué tipo de cirugía (afeitado, lavado o cirugía de placebo) iban a realizar hasta la primera incisión. Entonces, incluso con el grupo de control, los médicos y los equipos se prepararon como si fueran a realizar la operación. Una vez lavados, los cirujanos recibieron un sobre de los investigadores que indicaba el tipo de cirugía a realizar. Los pacientes del estudio nunca sabrían en qué grupo estaban (rasurado, lavado o placebo). Tras la operación, a los tres grupos se les prescribió el mismo plan de recuperación y los mismos ejercicios de rehabilitación.

Resulta que la mejora en los pacientes a los que se les rasuró y enjuagó la rodilla fue casi igual. Lo que sorprendió al Dr. Moseley, y a muchos otros, fue que los pacientes que recibieron la cirugía falsa también mejoraron… ¡tanto como los que sí fueron operados! El Dr. Moseley dio con una conclusión impactante: "Mi habilidad como cirujano no benefició a estos pacientes. Todo el beneficio de la cirugía para la artritis degenerativa de la rodilla fue por efecto placebo."

El Dr. Mosely es un cirujano ortopédico reconocido a nivel nacional y experto en restauración de cartílago. Fue médico en los equipos NBA y WNBA de Houston y se desempeñó como médico de equipo de los equipos olímpicos de baloncesto masculino y femenino de EE.UU.

¿Cómo puede ser que la habilidad de un cirujano reconocido a nivel nacional fue inútil para ayudar a los pacientes a sanar? Todos los pacientes en el estudio tenían artritis significativa. La degeneración era visible en la radiografía. Los pacientes tenían dolor y este dolor limitaba las actividades de sus vidas diarias. Cojeaban; tenían dificultad para doblar la pierna; luchaban para sentarse y levantarse de las sillas. Su artritis era una enfermedad muy real. Sin embargo, el efecto placebo - definido como el efecto beneficioso producido por un fármaco o tratamiento que no se puede atribuir al procedimiento - fue tan efectivo como la cirugía de rodilla real. Es decir: en los tres grupos la mejoría del dolor, la amplitud de movimiento y la función fueron iguales.

¿Cómo pueden los investigadores explicar este hecho: que aquellos que creían se iban a someter a una cirugía de rodilla real - pero en realidad no lo hicieron - mejoraron tanto como los grupos que se sometieron a la cirugía real?

Para responder esta pregunta, tenemos que entender el poder del placebo.

Los placebos se han estudiado más que cualquier otra intervención en la medicina. Más que cualquier medicamento, cualquier cirugía o cualquier dispositivo médico. Al igual que vimos con la cirugía de rodilla, los investigadores que evalúan la eficacia de un fármaco miden al fármaco contra a un placebo. Se aprueban los medicamentos que funcionan mejor que un placebo y se rechazan los que no. Los medicamentos se comparan con un placebo específicamente para mitigar el efecto placebo que vimos anteriormente. Al comparar las drogas con un placebo, la medicina puede limitar las influencias no tangibles; por ejemplo, las creencias y esperanzas de los pacientes sobre la droga que se estudia.

Para una compañía farmacéutica, la efectividad de un placebo es un problema. Para obtener la aprobación de un medicamento, debe probar que el nuevo medicamento funciona mejor que un placebo. Cuanto más eficaz sea el placebo, más alto será el listón que debe superar el fármaco o la intervención. Por lo tanto, en la medicina, los pacientes que mejoran sin un medicamento o una cirugía real son un problema.

Sin embargo, si 35-75% de todos los pacientes mejoran con una intervención que prácticamente no cuesta nada y no tiene efectos secundarios, ¿es esto *tan* malo? Estamos en medio de una crisis de atención médica de costos crecientes y atención decreciente, pacientes que se enferman cada vez más, índices crecientes de bancarrota debido a los costos médicos y – pese a ello – descartamos la intervención más estudiada que cuesta prácticamente nada y no tiene efectos secundarios.

¿Acaso no es una locura? (Una palabra que, dicho sea de paso, proviene de raíces latinas que significan no saludable). Desde un punto de vista holístico, en lugar de intentar eliminar el efecto placebo, ¿qué pasaría si intentáramos comprenderlo? ¿Qué pasaría si tuviéramos curiosidad y nos preguntáramos por qué funciona el placebo?

Si lo hiciéramos, encontraríamos que el placebo funciona debido al holismo, evidenciando el Principio de Yellowstone del segundo capítulo. En este capítulo, podemos agregar otra capa a la historia. Se necesita más para crear una rodilla saludable que enjuagar o rasurar la articulación. Igual de poderosa, como mostró el estudio, es la creencia del paciente en su propia curación. El poder de la nada es tan poderoso como la cirugía. Sin embargo, vivimos en una idea médica de la salud que prescribe la cirugía como tratamiento estándar para la artritis de la rodilla e ignora al placebo igualmente efectivo, más seguro y menos costoso. Si bien factores como el descanso, la atención y los beneficios de la fisioterapia podrían haber ayudado a curar a quienes se sometieron a la cirugía placebo, los investigadores atribuyeron la mayor parte de la mejoría de los pacientes al efecto placebo. Esto no quiere decir que la cirugía de rodilla falsa y placebo deba ser el nuevo estándar de atención de la artritis de rodilla. No obstante, tampoco quiere decir que *no* deba ser el nuevo estándar de atención. Si hay otra intervención que cuesta menos, tiene menos efectos secundarios y da como resultado una mejoría igual para el paciente, ¿no merecería esa intervención mayor atención?

El hecho de que el efecto placebo no encaje en el dogma de la atención de la enfermedad no es motivo suficiente para descartarlo como si nada. Al seguir la idea médica de la salud, cometemos el error de creer que todo lo que importa es la materia e ignoramos los aspectos menos tangibles de la salud, incluyendo las creencias, las emociones y la esperanza. Esa es la lección de esta historia: la fe y la esperanza son una fuerza de curación tan poderosa como la cirugía.

El poder del placebo no se limita a simulaciones de cirugías de rodilla como vimos anteriormente. Si le das a un paciente un placebo - una pastilla de azúcar - al menos el 30% de los pacientes mejoran. El Departamento de Salud y Servicios Humanos de los Estados Unidos en 1999 estudió el poder del placebo en la depresión. Encontró que la mitad de los pacientes severamente deprimidos mejoraron tras tomar medicamentos mientras que el 32% mejoró con el placebo. Tres años más tarde, el profesor Irving Kirsh de la Universidad de Connecticut publicó una investigación que encontró que hasta el 80% del efecto de los antidepresivos, medido en ensayos clínicos, podían atribuirse al efecto placebo. El efecto placebo no sólo ayuda a la depresión o las condiciones que están "en nuestra cabeza". De hecho, se ha demostrado que el efecto placebo es útil en casi todos los tipos de enfermedades.

Según el pensamiento popular, la depresión es causada por un desequilibrio químico en el cerebro. Esta teoría, sin embargo - como la teoría del átomo - nunca ha sido probada. Nadie ha medido nunca las sustancias químicas dentro del cerebro de alguien para diagnosticarles depresión. En cambio, las sustancias químicas del cerebro se convierten en una explicación conveniente, ya que la medicina busca implicar algo tangible en la patología de la depresión. Pese a ello, el efecto placebo podría explicar el 80% del efecto de los antidepresivos. Lo cual nos lleva a preguntarnos: ¿qué es más poderoso, la materia o la energía?

De hecho, la razón por la que sabemos poco sobre las causas de la depresión es porque buscamos una causa física y tangible. Analizamos las sustancias químicas del cerebro para contar la historia de la depresión, pero las sustancias químicas del cerebro no son la causa de la depresión. Incluso si cambian como teorizan los científicos, es posible que sólo sean el resultado. Los cambios en los niveles de serotonina podrían sólo ser ondas en el agua. La pregunta que surge es: ¿por qué la serotonina está baja? ¿Es esto un problema de serotonina como tal o una adaptación del cuerpo a su entorno? ¿Es una ondulación que observamos porque ha caído una piedra?

Si bien la depresión tiene muchas causas, uno de los principales contribuyentes a la depresión es la pérdida: pérdida de seres queridos, pérdida de trabajo, pérdida de amor, pérdida de propósito. La pérdida es algo muy real, aunque no se puede tocar. A pesar de que no podemos tocar la pérdida, tiene un efecto muy tangible en el cerebro y el cuerpo. Crea ondas en el cuerpo que se manifiestan como enfermedad. Entendemos que la pérdida puede causar depresión, pero aún tratamos la depresión como una deficiencia de algo - la serotonina - con un tratamiento tangible, un medicamento recetado.

Si bien esto no quiere decir que las cosas no importen, lo que falta en la idea médica de la salud es el poder de lo intangible para causar enfermedades. Tratarías la depresión de manera muy diferente si pensaras que fue causada por un desequilibrio químico (que supuestamente podría tratarse con un medicamento) que por un evento de vida inesperado o traumático que alguien trata de enfrentar.

Las investigaciones han demostrado que el ejercicio es tan efectivo para tratar la depresión como tomar dos medicamentos antidepresivos. Un placebo es 80% tan efectivo como la mayoría de las drogas. Sin embargo, para tratar la depresión, la medicina ignora las terapias gratuitas comprobadas - como los placebos y el ejercicio y el asesoramiento para controlar la pérdida - y en su lugar prescribe medicamentos como tratamiento estándar. Si su objetivo es crear salud, entonces la esperanza, el ejercicio y el procesamiento saludable de la vida son de gran beneficio para cualquier paciente, deprimido o no. Si tu objetivo es tratar la enfermedad siguiendo el enfoque médico, recetarías un medicamento y verías al paciente en su próxima visita.

¿Por qué la idea médica de la enfermedad no utiliza una intervención que ayudaría a un tercio de todos los pacientes sin costo alguno? Si un médico me hubiera dicho cuando tenía siete años que existía una terapia casi gratuita y sin efectos secundarios con un 30-80% de posibilidades de aliviar mis dolores de cabeza, me habría inscrito para ella en un segundo. Especialmente cuando mis otras opciones eran cirugía cerebral o medicamentos recetados que no me ayudaban.

Es difícil, si no imposible, aceptar el efecto placebo dentro de la idea médica de salud donde la nada no tiene valor. Sin embargo, la efectividad del placebo evidencia su poder. El efecto placebo es un recordatorio del poder de lo intangible para crear salud.

El principio cuántico no es totalmente ajeno a la atención médica. La medicina tradicional incorpora el principio cuántico en aspectos limitados. Un ejemplo es el electrocardiograma, ECG. Esta es una prueba médica del corazón que mide la actividad eléctrica. Dicho de otra manera, el ECG mide el flujo de energía a través del corazón. De manera similar, un EEG o electroencefalograma, es una prueba médica que mide la energía del cerebro. De hecho, incluso los rayos X, las tomografías computarizadas y las resonancias magnéticas miden diferencias sutiles en la energía del cuerpo. No miden algo tangible, sino que miden la nada (energía). El sistema médico también utiliza el principio cuántico para tratar enfermedades. Un ejemplo de ello es la litotricia, un tratamiento para los cálculos renales que utiliza ondas de ultrasonido para romper el cálculo mientras aún está en el riñón, lo que facilita que el paciente lo elimine. Todo esto utiliza el principio de la energía para diagnosticar o tratar enfermedades.

Esto es sólo el comienzo de lo que es posible.

Si no estamos hechos de cosas y de hecho estamos hechos de energía, ¿no tendría sentido que el dominio energético sea el dominio curativo más poderoso?

Los átomos están hechos de energía. Las partículas subatómicas son expresiones de energía. Nuestro sistema nervioso opera con energía. Debido a esto, dominar el mundo de la energía es la próxima frontera en la salud.

El biofísico de Oxford C.W.F. McClare, citado en *La Biología de la Creencia*, concluye que los estímulos energéticos en los sistemas biológicos, como las frecuencias electromagnéticas, son 100 veces más eficientes para transmitir información ambiental que las señales físicas como las hormonas, los neurotransmisores y los factores de crecimiento. Con esto dice que nuestro cuerpo es 100 veces más receptivo a la energía que a las cosas. Dado que la mayoría de los tratamientos médicos son productos farmacéuticos y, por lo tanto, se basan en señales físicas, su conclusión abre posibilidades sorprendentes de terapias y tratamientos 100 veces más poderosos que los que conocemos ahora.

Es un testimonio del hecho de que la nada es más poderoso que casi todo.

Mark Twain no era médico, pero bien pudo serlo al escribir: "Sucedió lentamente, luego de repente". Escribiía sobre el proceso de bancarrota, pero ese proceso se extiende mucho más allá de las finanzas personales. De hecho, mucho antes de que veamos las ondas de la enfermedad, el ataque al corazón, el cáncer o el dolor de cabeza, una piedra cayó por primera vez en el agua y alteró el equilibrio. Sin encontrar la causa inicial, estamos condenados a tratar las ondas para siempre.

En el sistema médico, si no hay nada que tratar, los médicos suelen quedarse sin opciones. El Dr. Wolfe me envió de regreso a mi pediatra con la recomendación de continuar tomando imágenes del quiste para asegurarme de que no fuera un problema. Tuve otra docena de resonancias magnéticas durante los siguientes 10 años. Cada nuevo conjunto de imágenes se comparó con los estudios anteriores en busca de un cambio. Mientras no creciera, los riesgos de la cirugía eran mayores a la recompensa. Sin embargo, ¿qué podía hacer mientras tanto? Sin nada que tratar, mis médicos no tenían un plan de tratamiento claro para mí. Aunque mis síntomas variaron mucho durante los 10 años, la masa en mi cabeza - la causa sospechada - nunca cambió. Como resultado, mis médicos decidieron que la masa no era la causa de mis dolores de cabeza. Como paciente, ¿dónde me dejó esto? En un lugar donde tenía más preguntas que respuestas. En un lugar con una condición a la que la medicina no pudo encontrar una causa. En un lugar donde enfrenté la realidad de que mis dolores de cabeza eran causados por algo que no había sido encontrado o por algo que en realidad no era una cosa.

Lo intangible es una fuerza sorprendentemente fuerte para crear salud o enfermedad. Su poder se extiende más allá del dolor de rodilla, la depresión y los dolores de cabeza para tocar incluso una de las condiciones más comunes en el mundo: la obesidad.

Todos conocemos la causa de la obesidad, ¿verdad? Demasiada comida y poco ejercicio.

¿Qué tal si la epidemia de obesidad no es causada por demasiada comida y muy poco ejercicio? Esta es la historia de un hombre que se atrevió a hacer esta pregunta y los principios de salud que descubrió en el proceso.

Vincent Felitti dirigió el Departamento de Medicina Preventiva de Kaiser Permanente en San Diego durante la década de los '80s. Parte de su trabajo consistía en supervisar su clínica de obesidad en San Diego, California. Las personas con un sobrepeso de tan solo 30 libras podían visitar la clínica, pero la clínica se enfocaba en aquellos que tenían un sobrepeso de 100 a 600 libras. A Felitti le preocupaba que la clínica tuviera una tasa de abandono del 50%. Quería entender por qué los pacientes abandonaban el programa. A través de entrevistas con desertores, descubrió que todos los que abandonaron el programa perdían peso exitosamente. ¿Por qué, se preguntó entonces Felitti, los pacientes abandonaban el programa si estaban perdiendo peso? A medida que investigaba más a fondo, descubrió que la mayoría de los 286 desertores que entrevistó sufrieron abuso sexual infantil. Le dijeron a Feliti que no eran obesos por no saber qué comer o la importancia del ejercicio. En cambio, le dijeron a Felitti, usaban la comida para lidiar con el dolor del abuso.

Mientras revisaba el historial de salud de los pacientes de la clínica, Felitti se quedó en shock. "Había asumido que las personas que tenían 400, 500 o 600 libras de sobrepeso estarían cada vez más pesadas año tras año", dijo Felitti. "En 2,000 personas, no vi esto ni una sola vez". Cuando los pacientes aumentaron de peso, lo hicieron de forma abrupta y luego se estabilizaron. Si perdían peso, a menudo lo recuperaban todo - o más - en poco tiempo.

Felitti descubrió que tener sobrepeso no era el problema. En realidad, era la *solución* a un problema aún mayor. Al igual que otros usan el alcohol o las drogas, Felitti descubrió que sus pacientes obesos usaban la comida para sentirse mejor y calmar sus emociones (ansiedad, miedo y dolor). A menudo, los pacientes deseaban alimentos con un alto contenido de carbohidratos refinados, azúcares procesados y grasas. Usaron la comida para resolver el estrés, el miedo y la ansiedad muy reales pero intangibles que sentían. Después de las 286 entrevistas iniciales en las que muchos pacientes describieron la conexión entre el abuso y la obesidad, Felitti estaba intrigado, pero aún no convencido. Quería más pruebas.

Su curiosidad eventualmente se convirtió en el Estudio de Experiencias Infantiles Adversas (ACE o Adverse Childhood Experiences Studies, en inglés). Felitti se asoció con Robert Anda de los Centros de Control y Prevención de Enfermedades (CDC o Centers of Disease Control and Prevention, en inglés). Los dos continuarían entrevistando a 17,337 miembros de Kaiser Permanente, una Organización de Mantenimiento de la Salud (HMO o Health Maintenance Organization, en inglés), ampliando los informes iniciales de abuso sexual para investigar la presencia de 10 tipos de trauma infantil en pacientes obesos. Los 10 tipos de trauma infantil fueron:

1. Abuso Físico

2. Abuso Sexual

3. Abuso Emocional

4. Negligencia Física

5. Abandono Emocional

6. Exposición a la Violencia Doméstica

7. Abuso de Sustancias en el Hogar

8. Enfermedad Mental en el Hogar

9. Separación o Divorcio de Padres

10. Encarcelamiento de Miembro del Hogar

Por cada experiencia adversa en la infancia de una persona, anotaban un punto. Tal como encontró Felitti en sus entrevistas iniciales, existía una conexión definitiva entre las experiencias adversas en la infancia (ACE) y la obesidad. Además, la correlación fue lineal, lo que significa que cuanto más alto era el puntaje ACE del paciente, más probable era que el paciente fuera obeso. La investigación se correlacionó con los hallazgos iniciales y las entrevistas de Felitti: la obesidad y la sobrealimentación no eran el problema; eran la solución. El problema eran las cicatrices emocionales de lo que denominó experiencias infantiles adversas. Los pacientes usaban los alimentos para manejar el dolor.

Sin embargo, esto es solo el comienzo de la historia. La verdadera bomba fue descubrir que el puntaje ACE (cuántos de los 10 tipos de trauma infantil que experimentaron) también se correlacionó con muchas enfermedades comunes como enfermedades cardíacas, cáncer, enfermedad pulmonar crónica, depresión, abuso de sustancias, suicidio y una vida más corta. Por ejemplo, en comparación con una puntuación ACE de cero, una puntuación ACE de cuatro se asoció con un aumento del 700% en el alcoholismo, un aumento del 200% en el cáncer y un aumento del 400% en el enfisema. Una puntuación ACE superior a seis se asoció con un aumento del 3,000% en intentos de suicidio. Además, a medida que aumenta la cantidad de ACE que alguien experimenta, también aumenta el riesgo de muerte fetal, uso de drogas ilícitas, enfermedad hepática, riesgo de violencia en la pareja, enfermedades de transmisión sexual, tabaquismo y embarazo no deseado.

Tal vez todos los médicos con pacientes lidiando con la obesidad, el cáncer, las enfermedades cardíacas, el suicidio, el enfisema, el alcoholismo, el abuso de sustancias, las infecciones y la salud mental en realidad deberían tratar la salud emocional. Todas estas enfermedades están correlacionadas con causas no físicas.

Según la Organización Mundial de la Salud, los hallazgos del estudio en los Estados Unidos reflejan una verdad mundial. Se han realizado investigaciones que confirman estos hallazgos en poblaciones de pacientes en los cinco continentes.

A través de su investigación, Felitti descubrió un principio de salud que se escondía a simple vista. Lo que descubrió es la causa irrefutable de nuestra actual epidemia de salud. Una correlación fuerte, afectada por la dosis, entre los eventos más estresantes de la infancia y la salud y el riesgo de enfermedad durante el resto de la vida. Se topó, por supuesto, con el principio cuántico.

El poder de esta investigación es que ahora hay una nueva y emocionante vía a seguir en el tratamiento de la obesidad y la creación de salud. Un camino especialmente poderoso ya que fallan los tratamientos actuales. La obesidad ya es considerada una epidemia mundial, la cual amenaza con dejar a los niños de hoy como la primera generación con una vida más corta que la de sus padres.

Los hallazgos de Felitti y el principio cuántico ayudan a explicar por qué el sistema de atención de enfermedades en todo el mundo batalla contra la obesidad. La lucha emana de sólo mirar las cosas como la causa de la obesidad e ignorar el poder de la salud emocional. El sistema médico intenta resolver la obesidad tratando sus efectos e ignorando la causa subyacente: el trauma no manejado de las experiencias adversas que lleva a los pacientes a aliviar su dolor con alimentos tóxicos. El principio cuántico nos dice que debemos prestar atención a las palabras de McClare de que la nada es más poderoso que una cosa.

Me siento obligado a añadir aquí que no necesitamos absolver a las empresas de comida rápida (veneno rápido), a los fabricantes de refrescos o de alimentos procesados que venden alimentos tóxicos y endulzados con grasas trans. No tienen cabida en la creación de un cuerpo sano. Pero, ¿qué tal si aceptamos el principio cuántico como verdadero y analizamos el problema un nivel más profundo? ¿Qué anhela un cuerpo estresado? Anhela energía para sobrevivir al factor estresante. Un cuerpo atrapado en una respuesta de estrés anhela alimentos ricos en calorías y densos en energía. ¿Qué alimentos son los más rápidos para aportar calorías? Carbohidratos refinados: azúcar, pan, pasta, donas, galletas, dulces y refrescos. ¿Qué alimentos aportan más calorías? Los más altos en grasas. Si bien no todas las grasas son malas y, de hecho, las grasas saludables son una parte vital de la salud, cuando estamos estresados no solemos desear salmón o aceitunas frescas. Mas bien buscamos los peores tipos de grasas, aquellos que están muy procesadas y refinadas como en la comida chatarra procesada. Agrega a esto un antojo de cafeína para aumentar los niveles de energía y tienes la receta para la mayoría de los problemas de la dieta estadounidense estándar. Demasiados carbohidratos procesados, demasiadas grasas chatarra y demasiada cafeína estimulando artificialmente el cuerpo. Nosotros, el mundo, estamos comiendo como personas atrapadas en medio de una dolorosa respuesta al estrés. Según Felitti, esto se debe a que muchos de nosotros estamos estresados.

A corto plazo, la respuesta al estrés es una respuesta adecuada. Comer carbohidratos o grasas antes de correr por tu vida no es un mal trato. Es muy posible que te den un impulso de energía a corto plazo. El problema surge cuando estamos tan estresados que comemos el equivalente a media barra de chocolate (o refresco, invento de carbohidratos refinados o bebida dulce azucarada) cada par de horas durante meses, años y décadas. Todo sin quemar la energía extra que anhelamos para solucionar el estrés. Una respuesta saludable al estrés dura poco, está presente en el momento del estrés que manejamos de manera óptima y luego regresa al cuerpo a un estado de tranquilidad.

Hoy en día, la respuesta de lucha o huida no se desencadena por ataques de animales salvajes o momentos de hambruna como los que enfrentaron nuestros antepasados, sino por sentimientos de soledad, ACEs, depresión, pérdida, miedo y ansiedad, entre otros. En el capítulo titulado Principio de la Fuerza Olímpica discutiremos más sobre los efectos del estrés en la salud y cómo transformar el estrés de negativo a positivo. Encontrar formas saludables de lidiar con el estrés es más importante que nunca. A diferencia de los problemas de nuestros antepasados, los factores estresantes de hoy - a menudo emocionales - tienden a durar más que un ataque transitorio de un oso. La comprensión de que muchos viven bajo estrés durante décadas debe replantear cómo entendemos la obesidad y los antojos de alimentos en específico y la salud en general.

Los efectos del estrés se tratan con mayor profundidad en el siguiente capítulo. Por ahora, el estrés es sólo un ejemplo de una causa no física que tiene efectos muy físicos. Sin embargo, a pesar de esta conexión muy real, es una conexión que nuestro sistema de atención médica de enfermedades ignora en gran medida.

Acababa de leer sobre el estudio ACE y el trabajo de Felitti cuando Sam entró a la oficina y se sentó en la mesa. Quería perder peso.

Con un peso de 155 kilos y una altura de 1.57 metros, sabía que tenía mucho sobrepeso y había luchado durante años para que su cuerpo se viera como quería. Había intentado perder peso muchas veces. A veces bajaba de peso para luego recuperarlo. A menudo, recuperaba incluso más de lo que perdía. En la primera visita, Sam también compartió sus otros problemas de salud, incluido un ciclo menstrual irregular, dolor de espalda, hinchazón en los pies y bajos niveles de energía. Sin embargo, me dijo que su prioridad era controlar su peso. A los 45 años, estaba lista para hacer un cambio.

Quería perder peso... mucho peso. La mirada en sus ojos decía que estaba avergonzada, incluso asustada, de compartir honestamente cuánto peso quería perder. Primero dijo que le encantaría perder 25 kilos. Su "sueño", me dijo más tarde, era perder 50 kilos. Casi un año después, confesó que su verdadero objetivo era perder 65 kilos y bajar de los 90 kilos por primera vez en décadas.

Mientras hablábamos de su historial de salud, tenía curiosidad acerca de su patrón de aumento de peso. Me preguntaba si era un aumento gradual largo o un período de saltos rápidos como lo describió Felitti. No fue gradual, sino algunos saltos de 13 a 27 kilos que la llevaron a donde estaba hoy.

Hablamos de su aumento de peso más reciente hace tres años. Le pregunté qué había estado pasando en su vida antes de ese salto más reciente. Mientras lo hacía, la miré a los ojos y ella me devolvió la mirada. El terror cruzó su ahora pálido rostro. Ella no podía hablar. Esperé. Pronto, las lágrimas comenzaron a rodar por su rostro. "Pásame los pañuelos", dijo. Mientras se secaba las lágrimas de los ojos, contó la historia de cómo una expareja la violó y golpeó. Durante la violación, su ex pareja le apuntó con un arma y amenazó su vida y la de sus hijos si no hacía lo que él decía. Estaba abrumada por la emoción y el dolor. Le pregunté si hubo un momento de shock relacionado con la violación. Cuando respondió que sí, le hice una serie de preguntas para ayudarla a procesar el shock, similar al proceso que realicé con Lisa cuando su psoriasis estalló tras la infidelidad de su novio. Como parte del proceso, le pedí que describiera el incidente, incluidos los estados de ánimo y las emociones congeladas por el shock. "Es difícil para mí hablar de esta mierda", me dijo ese día, pero valientemente decidió seguir describiendo el incidente con ayuda de algunos pañuelos y la ocasional broma. Nos enfocamos especialmente en los estados de ánimo atrapados en el shock, los cuales eran la ira y la rabia. A los pocos días de hablar del shock, perdió cuatro kilos. El dolor emocional que pesaba sobre ella, una vez liberado, también condujo a una rápida liberación del peso físico. Dos semanas más tarde, procesamos otro shock que precedió a un aumento de peso anterior. Perdió otros cuatro kilos en las siguientes dos semanas. Combinados, después de procesar dos shocks, bajó ocho kilos en menos de un mes.

Durante los siguientes 18 meses, combinamos el ejercicio (inició caminando cuatro a cinco minutos por día) y cambios en la dieta con el procesamiento de otros shocks de su vida. La diferencia contra los hallazgos de Felitti es que los shocks que Sam identificó no eran de su infancia, pero ciertamente eran experiencias adversas.

Si bien la investigación de Felitti no se extendió a las experiencias adversas de los adultos, en mi experiencia, la mecánica del shock y el estrés funcionan de la misma manera sin importar la edad en que ocurran. Un incidente doloroso que causa temores, ansiedades y dolor es horrible a cualquier edad. La primera lección del trabajo de Felitti, y también de la historia de Sam, es el poder de los shocks emocionales para afectar nuestra salud física. Estas son las malas noticias. La segunda lección - la buena noticia - es que estas cicatrices son reversibles. Si bien no podemos cambiar el pasado, podemos cambiar por completo la forma en que el pasado nos afecta en el presente.

A medida que procesamos los estados de ánimo o las emociones que quedaron atrapadas en el shock, podemos revertir las cicatrices emocionales y detener el aumento del riesgo de enfermedad. Conforme Sam hizo esto, su salud siguió mejorando. Al escribir esto, ha bajado alrededor de 31 kilos en 16 meses, en línea con un patrón de pérdida de peso muy saludable de casi medio kilo por semana. Más importante aún, la pérdida de peso físico es un reflejo de su mejorada salud emocional. Al abordar lo intangible, podemos mejorar los indicadores tangibles de la salud de una manera muy real.

Cuando pienso en el salón de clases de quinto grado, cómo desearía haber sabido lo que sé ahora. Claro, una comprensión básica de la física cuántica es un poco ambiciosa para un estudiante de quinto grado. Pero imagínate si hubiera entendido que el átomo es 99.996% espacio vacío; podría haber entrado con confianza en la clase y haber entregado un proyecto sin nada. Un modelo de la nada, sin nada que lo compusiera, habría sido un modelo infinitamente más correcto del átomo. Cuando la Sra. Stanczyk me preguntara por qué no hice el proyecto, podría haberla mirado a los ojos con confianza y decirle: "Hice mi tarea. Está justo aquí" (haciendo un gesto hacia el espacio vacío). "¿No lo ve?", le hubiera dicho. "El mejor modelo del átomo en realidad es la nada. Todo es energía."

Lo que no aprendería hasta dentro de dos décadas es cómo las lecciones del átomo afectarían profundamente mi salud. Pasé demasiado tiempo en una idea médica de salud buscando las cosas que me causaban dolores de cabeza. No entendía que vivimos en un mundo construido a partir de energía, no de cosas.

En última instancia, nunca hubo una "cosa" que un médico pudiera señalar como causa de mis dolores de cabeza. Lo que no entendí hasta después fue cuántos otros pacientes son como yo. ¿Cuántos otros pacientes entran al consultorio de su médico con dolor, evacuaciones intestinales irregulares, fatiga o cualquier otro síntoma sólo para que el médico les diga: "Tu análisis de sangre se ve bien" o "Me pareces saludable" o "No estoy seguro de qué te está pasando"? A veces, la respuesta del médico es prescribir un antidepresivo, lo que implica que la enfermedad está en la cabeza del paciente. En casos como este, el médico está cerca; vale la pena explorar su instinto de que un síntoma físico tiene una causa emocional. Sin embargo, la solución que propondría abarcaría el principio cuántico, ayudando al cliente a procesar el factor estresante en lugar de adormecerlo con una droga.

La lección de este capítulo es que vivimos en un mundo cuántico y, por eso mismo, no podemos limitar la atención médica a siempre buscar cosas. El agua se ondula debido a la energía, no al revés.

Einstein dijo una vez que el campo es el único agente que gobierna sobre la partícula. Con esto quiso decir que los campos energéticos controlan las partículas o, dicho de otro modo, la energía controla las cosas. Cuando las ondas se mueven a través de un estanque, son las ondas de energía las que mueven el agua. La investigación de Felitti nos dice que el estrés energético de las ACEs es el campo que afecta la salud de la partícula: el cuerpo. En el caso de Sam, al procesar el shock energético y liberar la ira y el miedo atrapados en el incidente, se produjeron cambios positivos en su cuerpo. Este mismo principio se aplica a todas las enfermedades y a todos los aspectos de la salud. Vivimos en un universo cuántico y, al aceptar este hecho, podemos pasar de tratar las ondas a calmar las ondas energéticas... creando salud desde su origen.

Lo cual me lleva de vuelta a mi historia...

Si bien no entendía cómo funcionaba todo, sabía que mejoraba. En los dos años desde mi primera cita en Atlanta, había continuado con atención quiropráctica y suplementos para ayudar con los dolores de cabeza. Si bien muchos en mi vida me dijeron que estaba loco por probar algo diferente, sentí que no tenía otra opción. Valió la pena, pero no fue fácil. Mi régimen de salud incluía tomar puñados de suplementos todos los días, acudir regularmente al cuidado quiropráctico y ser riguroso con mi dieta. Evité sin excepción todos los alimentos con azúcares refinados y procesados (que resultaron ser muchos) y la mayoría de los productos lácteos. Debido a esto, nunca salía a comer por gusto. Era demasiado difícil. Si salía a comer por obligación, como a una celebración familiar, siempre pedía un platillo personalizado y hacía muchas preguntas sobre los ingredientes y cómo se preparaban. Era tan sensible que si el mesero o la cocina se equivocaban - y un poco de azúcar, lácteos o algún otro ingrediente problemático acababa en la comida - podía quedar inconsciente con dolor de cabeza durante días. Salir a comer simplemente era un riesgo que no valía la pena correr. Lo evité tanto como pude.

Gracias a esto, aprendí a cocinar. Nada muy complicado, pero para mí valía la pena estar 100% seguro de todo lo que metía a mi cuerpo. Si iba a casa de amigos o de viaje, prefería llevar mi propia comida que arriesgarme.

A pesar de todo, sabía que estaba mejorando. Esto hizo que todo el esfuerzo extra valiera la pena para mí, ahora un estudiante de segundo año de secundaria. Aproximadamente después de dos años y seis o siete viajes para ver al médico holístico en

Atlanta, mis dolores de cabeza mejoraron mucho. No se habían ido, pero en comparación con el dolor y la agonía que había experimentado durante años, mi constante recuperación se sentía como un milagro.

Pude practicar deportes en la secundaria. Para cualquier plan con amigos, ya no tenía la condición constante de "si me siento con ganas." Según mis estimaciones, mis dolores de cabeza mejoraron al menos un 80 %. Para mí, esto se sintió milagroso.

Desafortunadamente, la historia no termina aquí.

Como estaba mucho mejor, caí en mis viejos patrones de pensamiento sobre la idea médica de la salud. Es decir: si no estás enfermo, no necesitas ir con un médico. Por eso, (digo, estaba mejor, ¿no?), dejé de ir al médico holístico. Seguía tomando algunos suplementos y mantenía una buena dieta. Pensé que sería suficiente. Me equivoqué.

No sólo volvieron los dolores de cabeza en mi primer año de secundaria; volvieron con más fuerza. De hecho, el dolor de cabeza sobre el que escribí al inicio - el dolor de cabeza de tres días que me dejó encamado — se dio después de que mejoré y recaí. Esta increíble mejora en mis dolores de cabeza y luego el empeoramiento posterior me aplastó. Los dolores de cabeza ahora eran más dolorosos y más frecuentes que nunca. "¿Cómo pude ser tan estúpido?", me preguntaba. ¿Había perdido todo ese tiempo y progreso? Me sentí horrible, peor que nunca. Los dolores de cabeza dolían más porque hace apenas unos meses me había sentido muy bien. Ver la luz en dos años de salud sólo hizo que la oscuridad de volver a los dolores de cabeza fuera mucho más aplastante.

En retrospectiva, puedo ver que este shock me enseñó tres lecciones valiosas. La primera fue que los suplementos y la salud no son como las drogas y la medicina.

Verás: como fui criado en la idea médica de la enfermedad, estaba acostumbrado a tomar medicamentos cuando enfermaba y a no necesitarlos cuando estaba sano. Aplicar esta misma idea de cuidarme sólo cuando estaba enfermo y no cuando estaba sano provocó resultados desastrosos. Aprendí que, así como podía crear salud mediante una serie de pasos y acciones correctas, al abandonar esos pasos y acciones también abandonaba mi viaje hacia la salud. Para resumir esta primera lección, el tratamiento de enfermedades puede ser episódico: toma un medicamento y consulta a un doctor cuando estés enfermo. La creación de salud es un viaje constante.

La segunda lección que aprendí es la empatía. Debido a esta experiencia, desarrollé una profunda empatía hacia pacientes que tuvieron una experiencia similar con varias victorias y mejoras seguidas por un colapso. Tras vislumbrar el gozo de la salud, el regreso de la enfermedad y los síntomas a menudo deja a los pacientes sintiéndose peor que antes. Lo entiendo.

También aprendí una tercera lección. Cuando has recorrido el camino de la salud una vez – incluso si te tumban o vuelves a sentirte peor - casi siempre es más fácil escalar de nuevo porque ya conoces el camino, las trampas y el premio al final.

"El mayor error en el tratamiento de enfermedades es que hay médicos para el cuerpo y médicos para el alma, aunque ambos no pueden ser separados."

PLATÓN (428-348 A.C.)

CAPÍTULO 5
PRINCIPIO DE LA FUERZA OLÍMPICA

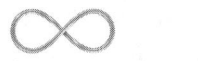

Como Problemas Titánicos Llegan a la Fuerza Olímpica

La pregunta de qué provocó la caída del *Titanic*, en los meses posteriores al desastre, capturó la atención del mundo. ¿Qué hundió a lo insumergible? Al final, se culpó oficialmente al difunto Capitán Smith. El barco iba demasiado rápido teniendo en cuenta las condiciones heladas. Debido a esto, no tuvo tiempo de evitar el iceberg. Tras el impacto, el iceberg abrió un agujero en el casco y el poderoso barco se hundió, en una pieza, al fondo del Atlántico.

Esa fue la historia oficial durante más de 70 años hasta que Robert Ballard, quien soñaba con encontrar los restos del *Titanic* desde que tuvo uso de razón, encontró el barco en 1986. Cuando se localizó el *Titanic*, la proa y la popa del barco fueron descubiertos a más de una milla y media de distancia. Esto contradijo la narrativa oficial de que el *Titanic* se hundió en una sola pieza. Esta nueva evidencia indicaba que la proa del barco, lastrada por el agua que se precipitaba en sus seis compartimentos estancos, se inclinó hacia delante y hacia la derecha. Esto eventualmente inclinó la popa 45 grados en el aire, levantando sus tres hélices gigantes fuera del agua hasta que el casco, abrumado por la tensión, se partió en dos.

Esta nueva teoría de cómo se hundió el *Titanic* se centra en el estrés. En la ciencia, el estrés se define como la presión o tensión ejercida sobre un objeto material. Durante las últimas tres décadas y media, los científicos de materiales buscaron entre los restos signos del estrés físico que causó el desastre. En resumen, bajo el estrés de chocar con un iceberg, ¿cómo fracasó el barco?

Al principio, los investigadores cuestionaron la integridad del casco de acero. Para probar esta teoría, los científicos de materiales probaron una pieza de acero del tamaño de un cigarrillo, recuperada del casco del *Titanic* en el fondo del Atlántico. ¿Se doblaría y flexionaría el acero del *Titanic* bajo presión, como debería hacerlo el acero de alta calidad, o se partiría en dos? Bajo el estrés de las pruebas, el acero moderno de alta calidad se flexionó y dobló en forma de V. No se rompió. El acero recuperado de los restos del *Titanic* se partió en dos. El acero quebradizo es la diferencia entre un iceberg que abolla el casco al deformar su forma y el iceberg que rasga el casco. Esta diferencia se atribuyó a la diferencia en la composición química de las dos piezas de acero. Se descubrió que el acero del *Titanic* tenía altos niveles de oxígeno y azufre, los cuales debilitan el acero y crean un casco más quebradizo.

Sin embargo, no es sólo un alto contenido de oxígeno y azufre lo que causa que el acero falle en lugar de flexionarse bajo tensión. Otros dos factores - las bajas temperaturas y una colisión de alto impacto - también contribuyeron a la falla del casco del *Titanic*. En la noche del 14 de abril, los cuatro factores estresantes estaban presentes: alto contenido de oxígeno en el casco; alto

CAPÍTULO 5 | PRINCIPIO DE LA FUERZA OLÍMPICA

contenido de azufre en el casco; aguas cercanas a la congelación; y una colisión de alto impacto con un iceberg. Es de destacar que los cuatro factores tenían que estar presentes para causar la falla. Sin el alto impacto, las bajas temperaturas y el acero debilitado no bastarían para causar problemas, tal como demostró el viaje seguro del *Titanic* antes del iceberg.

Los metalúrgicos Tim Foecke y Jennifer Hooper McCarthy investigaron los remaches que sujetaban el casco de acero del barco como un posible punto de falla. En concreto, encontraron remaches de peor calidad en la parte del casco donde el *Titanic* chocó contra un iceberg. Se usaron remaches más débiles - hechos de hierro - en la proa y la popa del barco mientras que en el centro se usaron remaches de acero más fuertes. Además, encontraron concentraciones más altas de "escoria", un residuo de fundición que debilita el hierro, en esos remaches. Las partes del *Titanic* con los remaches de acero más resistentes sobrevivieron a la colisión mientras que, tras el impacto, estallaron los remaches de hierro más débiles de la proa. Esto luego abrió el casco y aceleró el hundimiento del *Titanic*. Curiosamente, la inundación se detuvo en el punto del casco donde comenzaron los remaches de acero.

En última instancia, dicen los científicos de materiales, el hundimiento del *Titanic* puede entenderse como una estructura debilitada abrumada por el estrés.

En los cuerpos, como en los barcos, una estructura debilitada abrumada por el estrés explica gran parte de nuestro desastre actual. Como se mencionó anteriormente, los libros de texto médicos dicen que el 60-80% de todas las enfermedades son causadas por el estrés. Los Centros para el Control y la Prevención de Enfermedades dicen que el 75% de todas las visitas al médico son por afecciones causadas por el estrés.

Es cuando chocamos con los icebergs de nuestras vidas, enfrentados a un estrés extremo, que nuestras debilidades salen a la luz. Sentado en el puerto, los remaches de hierro del *Titanic*, con alto contenido de escoria y acero debilitado, no fallaron. Sin embargo, eran problemas potenciales que acechaban en silencio, sin que la presencia del estrés les diera aún voz. Es lo mismo con nuestro cuerpo. Navegando por la vida por periodos de bajo estrés, las posibles debilidades de nuestro organismo aún no son evidentes. Incluso si parecemos estar libres de síntomas en las tranquilas aguas de la vida, no podemos confundir esto con la salud. Sólo cuando enfrentamos los principales factores estresantes de la vida obtenemos una imagen más completa de la integridad y la salud del cuerpo.

En medicina, la ausencia de enfermedad a menudo se confunde con la salud. Esto es una falacia. El *Titanic* del 10 de abril no presentaba síntomas, pero tenía problemas importantes que – literalmente - existían tanto por arriba como por debajo de la superficie. No debemos confundir la ausencia de síntomas con la salud. Sin los nutrientes adecuados necesarios para sanar y reparar, no podemos sobrevivir a los inevitables factores estresantes de la vida. Sin embargo, con una nutrición adecuada podemos fortalecer nuestro cuerpo no sólo para manejar estos factores estresantes inevitables, sino también para fortalecernos gracias a ellos. Dicho de otra manera, los remaches de escoria fueron un problema en todo momento. Siempre debilitaron la estructura del *Titanic*. Sin embargo, era un problema potencial que todavía no era un desastre.

El 20 de septiembre de 1911 - dos años y medio antes de que el *Titanic* llegara a su fin - otro barco llamado el *Olympic* partía del mismo puerto de South Hampton rumbo a Nueva York. Al igual que el *Titanic*, cuando este barco tocó agua era el objeto en movimiento más grande del mundo creado por el hombre. Cuando el barco salió del puerto y giró hacia Nueva York, pasó junto a un segundo barco de guerra británico, el HMS *Hawke*. Cuando el barco más grande del mundo giró, el *Hawke* - mucho más pequeño - fue atraído involuntariamente hacia el barco más grande, succionado por las hélices gigantes del barco más grande. Esto provocó que la proa del *Hawke* chocara con el barco mucho más grande y abrió dos grandes agujeros en el casco del *Olympic*, uno por encima y otro por debajo de la línea de flotación.

El viaje a Nueva York fue cancelado. El buque enfrentó dos meses de reparaciones. Estas reparaciones finalmente hicieron que el *Olympic* fuera más fuerte de lo que era antes. Afortunadamente, no se perdieron vidas como resultado del incidente.

Si bien todas las colisiones - ya sea con otro barco, un iceberg u otra cosa - resultan en presión o tensión ejercida sobre un objeto material, este barco - el *Olympic* - siguió navegando durante otros 24 años. La estructura del *Titanic*, por supuesto, se vio abrumada tras su primera colisión. La lección del *Olympic* es que el estrés no tiene por qué ser algo malo. De hecho, el estrés puede ser un catalizador para ayudar a fortalecernos. El estrés no tiene por qué hundirnos; puede hacernos más fuertes. Esta es la Fuerza Olímpica.

En el cuerpo, el estrés se presenta de muchas formas. El ejercicio provoca la liberación de hormonas del estrés, el desgaste de los músculos y el agotamiento físico. La infección puede provocar lesiones, enfermedades y la muerte. La pérdida emocional puede provocar tristeza, lágrimas y depresión. Todos los factores estresantes tienen el potencial de hundirnos. Sin embargo, también tienen el potencial de hacernos más fuertes. El ejercicio desgarra los músculos para que el cuerpo vuelva a fortalecerlos. El ejercicio también fortalece los huesos y da como resultado un sistema cardiovascular más resistente. La infección conduce al desarrollo de una inmunidad natural y un sistema inmunitario más resistente. El estrés de una pérdida puede fortalecer nuestras propias habilidades para afrontar y ayudarnos a ayudar a otros que sufren el mismo duelo de mejor manera.

La pregunta para cada uno de nosotros es: ¿cómo podemos usar el estrés en nuestras vidas para fortalecernos como el *Olympic* y no hundirnos como el *Titanic*? En resumen, al responder al estrés, ¿cómo podemos desarrollar la Fuerza Olímpica y no convertirnos en un desastre Titánico?

Como vimos en el último capítulo, la medicina tradicional y la idea médica de la salud prácticamente ignoran lo intangible (creen que todo lo que importa es materia). Para crear salud, debemos abrazar el principio cuántico. El estrés es el factor más poderoso, tangible o intangible, que afecta nuestra salud. Sin embargo, en la práctica permanece oculto a simple vista. Como vimos con la investigación sobre Experiencias Adversas en la Infancia, la medicina trata a las personas por enfermedades cardíacas, obesidad y cáncer, pero ignora los factores estresantes que subyacen a los tres. Al hacerlo, la idea médica de la salud comete el mismo error que el Capitán Smith y la tripulación del *Titanic* al permitir que falsas percepciones nublen su juicio. Al igual que con el *Titanic*, esta percepción errónea amenaza con volverse en desastre, si es que no lo es ya.

La palabra estrés se usa mucho y se define mal. De hecho, en mis años de escuela leyendo libros de medicina, no he encontrado una definición médica que realmente explique qué es el estrés. Un diccionario médico típico podría definir el estrés como una perturbación o daño fisiológico causado por circunstancias adversas. Esta definición tiene muchas palabras, pero no dice mucho. Es por eso que anteriormente hice referencia a la definición física de estrés: presión o tensión ejercida sobre un objeto material. Me parece una definición más práctica.

Una segunda descripción del estrés que encuentro útil proviene de la edición del décimo aniversario de *Come, Reza, Ama*. En el Prólogo, Elizabeth Gilbert escribe:

"La palabra estrés proviene de la palabra latina para compresión. Esa compresión es lo que nos envejece prematuramente, comprimiéndonos - física y emocionalmente - en un sentimiento de fragilidad y quebrantamiento."

Una parte clave de esta definición es la idea de que el estrés afecta al cuerpo de forma física. ¿Cuál entonces, me preguntaba, es la fuerza que nos comprime?

La respuesta, creo, es el estado de ánimo o las emociones creemos no deberíamos experimentar en nuestras vidas. La resistencia a estos estados de ánimo crea ondas energéticas que se manifiestan en forma de enfermedad. Si bien los estados exactos de ánimo que resistimos son únicos para cada uno de nosotros, los ejemplos pueden incluir sentirnos abrumados en la oficina; la ansiedad que sentimos cuando nos separamos de una pareja; y la incertidumbre ante un desafío. De hecho, podría haber miles de situaciones que desencadenan el estrés. Sin embargo, lo que realmente desencadena el estrés no es la experiencia en sí misma, sino nuestra resistencia a experimentar los estados de ánimo que contiene.

Como reacción a un estado de ánimo no deseado – como la pérdida de un ser querido - podemos sentir culpa, remordimiento o tristeza. A menudo tratamos de ignorar estos estados de ánimo, enterrarlos, reprimirlos o fingir que no existen. Podríamos tratar de no pensar en la pérdida. Sin embargo, cada una de estas decisiones – ignorar, enterrar, fingir o no pensar - crea ondas energéticas. Cada elección provoca ondas en el cuerpo.

Hasta que estemos presentes en esa pérdida - llenando el dolor con amor - esas ondas de energía seguirán ahí, aunque no estemos pensando en ellas. Sabemos que esto es cierto porque si alguien nos dice la frase precisa, si pasamos por cierta calle o restaurante o nos quedamos sentados en silencio con nuestros propios pensamientos, la emoción regresa. Lloramos, maldecimos, nuestro ritmo cardíaco aumenta, nuestra mente se acelera, no podemos dormir. La emoción que pensábamos había quedado en el pasado regresa con todo al presente. Nuestras tensiones y ansiedades pasadas se convierten en nuestras enfermedades presentes.

En el mundo emocional, lo que resistimos, persiste. Esta resistencia a estados de ánimo y emociones desencadenan una respuesta de estrés que pretende ser a corto plazo (piensa en huir de un oso). Sin embargo, si no se maneja la fuente del estrés, la respuesta al estrés persiste. Un factor estresante a corto plazo no manejado se convierte en un problema a largo plazo. Esta es otra lección del estudio sobre Experiencias Adversas en la Infancia. El estrés pasado crea la enfermedad presente. Lo que mantiene el trauma en su lugar, ya sea que el trauma sea un ACE o algo más, son los estados de ánimo no manejados en el incidente. Estos elementos que no se deben experimentar actúan como pegamento que mantiene el factor estresante en su lugar, permitiendo que los trastornos pasados y las ansiedades futuras desencadenen enfermedades en el presente.

Para transformar el factor estresante de un catalizador de la enfermedad a un catalizador de la Fuerza Olímpica, debemos trabajar a través de los estados de ánimo que no queremos experimentar y que crean la presión. Debemos estar presentes con ellos, con la voluntad de experimentar y crear estos estados de ánimo. Al hacer esto, los estados de ánimo que no queremos experimentar – en lugar de aumentar la compresión - se liberan. Así podemos volver al tiempo presente liberando el estrés del pasado.

Mientras que en el mundo del *Titanic* los factores estresantes son de naturaleza física - como un iceberg en el Atlántico que abre el casco - en los cuerpos, los factores estresantes suelen ser intangibles. Incluyen la pesadez de la pérdida, la tensión de largas horas, el peso de las expectativas y la presión de una fecha límite que se acerca. ¿No es interesante que muchas de las palabras que usamos para el estrés (*pesadez, tensión, peso, presión*) provienen del vocabulario de la física?

Si los Centros para el Control y la Prevención de Enfermedades tienen razón y el estrés causa del 60 al 80% de todas las enfermedades, surge la pregunta… ¿cómo es esto? En la ciencia, el primer paso para determinar la causalidad es determinar la correlación. Para explicar la diferencia, piense en aceras mojadas y personas con sombrillas. La investigación mostraría que esos dos factores están correlacionados, lo que significa que mientras más personas lleven paraguas, más probable es que las aceras estén mojadas. Sin embargo, también mostraría que mientras más mojadas estén las aceras, es más probable que haya personas con paraguas. Esto es correlación. Muestra una conexión entre dos variables. La investigación de Felitti establece una correlación entre las ACEs y la enfermedad.

El siguiente paso, establecer la causalidad, es más difícil. En nuestro ejemplo anterior, sabemos que llevar paraguas no hace que las aceras se mojen, al igual que las aceras mojadas no hacen que las personas lleven paraguas. En cambio, ambos factores son causados por un tercer factor: la lluvia. De esta manera, nos recuerdan los investigadores, debemos tener cuidado de no confundir correlación y causalidad. El hecho de que dos cosas ocurran juntas, como aceras mojadas y sombrillas, no significa que una haya causado la otra. Ambos podrían ser causados por un tercer factor: en este caso, la lluvia.

Cuando se trata del estrés, muchos estudios - como el de Felitti - establecen una correlación entre el estrés y la enfermedad. Establecer la causa es algo completamente diferente. Un principio que utilizan los investigadores para establecer la causalidad es buscar un mecanismo plausible que explique cómo una variable causa la otra. Rechazamos a las personas que llevan paraguas como la causa de las aceras mojadas porque no existe un mecanismo conocido de por qué un paraguas causaría una acera mojada. A menos que estos paraguas estén equipados con un sistema de rociadores, no hay razón para esperar que uno cause lo otro. Por otro lado, con la lluvia aceptamos esa idea ya que existe un mecanismo plausible para explicar su capacidad para causar aceras mojadas.

Entonces, con el estrés, debemos buscar un mecanismo biológicamente plausible. ¿Cómo podría el estrés de una experiencia infantil, utilizando nuestra comprensión actual de la biología, causar enfermedades en el cuerpo?

Para abordar la cuestión de la plausibilidad biológica, tenemos que presentarte el cortisol. El cortisol es una hormona esteroide producida por el cuerpo en respuesta al estrés. Es estudiado por investigadores y medido por médicos porque el cortisol es una manifestación tangible del estrés intangible. El cortisol es producido en el cuerpo por las glándulas suprarrenales, dos órganos del tamaño de un chícharo que se encuentran justo encima de cada riñón, en respuesta al estrés.

Si podemos trazar una línea entre el cortisol - la principal hormona del estrés del cuerpo - y muchas de nuestras enfermedades más comunes, podemos establecer un mecanismo biológicamente plausible que las conecte.

En esta sección, examinaremos cómo el cortisol explica muchas de nuestras enfermedades más comunes.

Osteoporosis: Los niveles de cortisol inhiben la formación de huesos, lo que lleva a la osteoporosis. Lo hace de varias maneras, incluyendo el promover la descomposición de los huesos y la reducción de la absorción de calcio de los intestinos. El cortisol también retarda la síntesis de colágeno, uno de los bloques de construcción de hueso. El resultado final del cortisol elevado es una menor formación de huesos.

Problemas Digestivos: El cortisol ayuda a activar el lado del estrés del sistema nervioso. Una vez activada, la cascada de estrés inducida por el cortisol disminuye el flujo de sangre al estómago y los órganos digestivos, lo que resulta en una disminución del ácido estomacal. Esto conduce a una variedad de problemas digestivos que incluyen reflujo ácido, acidez estomacal e indigestión. El estrés crónico también puede conducir a una mayor permeabilidad intestinal (es decir, intestino permeable), así como a la inflamación del intestino. El cortisol elevado también perjudica la curación y reparación del revestimiento del estómago, lo que aumenta la probabilidad de úlceras estomacales.

Enfermedad Autoinmune: Anteriormente se pensaba que las enfermedades autoinmunes eran causadas por la incapacidad del sistema inmunitario para diferenciar entre sus propias células y las células invasoras. Sin esta capacidad, el sistema inmunitario atacaba al cuerpo y provocaba una enfermedad autoinmune. Sin embargo, una nueva investigación indica que la enfermedad autoinmune no se desarrolla sin que el cuerpo emita simultáneamente señales de peligro como respuesta al estrés. En resumen, ahora entendemos que el desarrollo de enfermedades autoinmunes requiere un cuerpo sometido a estrés.

Problemas Hormonales: Como respuesta al estrés, el cuerpo produce menos testosterona, menos estrógeno y menos DHEA, la hormona antienvejecimiento del cuerpo. Por lo tanto, podemos entender el estrés como un factor importante que contribuye a muchos trastornos hormonales en las mujeres - tanto pre como posmenopáusicas - así como a síntomas de niveles bajos de testosterona en los hombres.

Obesidad: ¿Recuerdas el trabajo de Felitti, quien descubrió que tener tres o más ACEs aumentaba el riesgo de obesidad en un 400%? Como se mencionó anteriormente, el cortisol puede ser el vínculo entre la obesidad y las ACEs. Un cuerpo bajo estrés anhela energía: la energía que necesita alimenta la respuesta del cuerpo al estrés. Bajo estrés, los cuerpos anhelan energía instantánea (piensa en azúcar y grasa). Además, el cortisol lleva a la acumulación de grasa alrededor del abdomen.

El cortisol no sólo explica muchas de nuestras enfermedades más comunes, sino que también explica las 10 causas de muerte más comunes. Si bien ya mencionamos que el sistema de atención de enfermedades médicas es la principal causa de muerte, los Centros para el Control y la Prevención de Enfermedades y los libros de texto médicos atribuyen entre el 60 y el 80% de todas las visitas médicas a enfermedades relacionadas con el estrés. Por lo tanto, la mayoría de las veces el estrés es lo que nos lleva al sistema de atención de enfermedades y nos expone a los riesgos de la atención médica tradicional. Además, el estrés y el cortisol también contribuyen a las siguientes causas de muerte.

1. **Enfermedad Cardíaca:** El cortisol elevado puede provocar una acumulación de placa en las arterias (aterosclerosis), especialmente si se combina con una dieta poco saludable y una vida sedentaria. Los niveles elevados de cortisol también promueven niveles elevados de colesterol y triglicéridos, así como presión arterial alta, los cuales aumentan el riesgo de ataque cardíaco y accidente cerebrovascular. De hecho, al día siguiente de la muerte de un ser querido, el riesgo de sufrir un infarto es 21 veces mayor de lo normal y seis veces mayor la semana siguiente a la pérdida. ¿Por qué? La placa no cambió significativamente en un día. Tampoco cambió la aptitud cardiovascular ni la dieta. Lo que cambió drásticamente es el estrés. Si bien las malas elecciones en el estilo de vida cargan el arma, el estrés es quien aprieta el gatillo y crea enfermedades.

2. **Cáncer:** Los estudios han encontrado un vínculo entre los niveles elevados de cortisol y la supresión del sistema inmunitario (específicamente la supresión de las células asesinas naturales [NK] que previenen y destruyen la metástasis). Debido a esto, el cortisol elevado se relaciona con el desarrollo de tumores. Además, el estrés crónico conduce a una inflamación crónica que debilita aún más el sistema inmunológico. Los médicos han notado una conexión entre el estrés y el cáncer que se remonta al siglo II, cuando el médico griego Galeno notó que el cáncer era más común en los pacientes melancólicos que en los alegres. Mark Doolittle, doctor de la Universidad de Stanford, escribe que los médicos de los siglos XVII y XVIII notaron con frecuencia que los casos de cáncer estaban precedidos por una depresión mental, ansiedad, esperanza diferida y desilusión. Más recientemente, Doolittle cita el trabajo de Lawrence LeShan, quien estudió la vida de más de 500 pacientes con cáncer y

encontró un patrón distintivo de historia de vida emocional en 76% de los pacientes con cáncer y en sólo 10% del grupo de control. Un patrón de historia de vida en el que el cáncer fue precedido por la pérdida y el embotellamiento de emociones como la ira, el dolor y la decepción.

3. **Accidentes / Lesiones No Intencionales:** Cualquiera que haya estado en una discusión se da cuenta que, a menudo, solo *después* de que termina la discusión - cuando te calmas - piensas en tu mejor argumento. (Debí haber dicho...) ¿Alguna vez te has preguntado por qué? La razón es que el estrés cambia el flujo sanguíneo en el cerebro, lejos de la corteza prefrontal que regula el pensamiento racional y hacia las partes más primitivas y reaccionarias del cerebro: el tronco encefálico y el cerebelo. Cuando esto sucede, pensamos menos y reaccionamos más. Esto se traduce en menos presencia y más accidentes. Las investigaciones confirman esta tendencia, ya que cuando aumentan los niveles de estrés, también aumentan los accidentes y lesiones en el lugar de trabajo.

4. **Asma / Salud Respiratoria:** Los niveles altos de cortisol pueden causar supresión inmunológica y provocar bronquitis crónica. Una forma en que el cortisol hace esto es a través de la supresión de la glándula timo, una glándula inmunitaria clave en el tórax responsable de la maduración de las células inmunitarias y de la regulación de la respuesta alérgica del cuerpo. Además, el enfisema suele ser causado por fumar; existe una conexión bien documentada entre fumar y los niveles de estrés.

5. **Enfermedad de Alzheimer (Salud Cerebral**): El cortisol elevado se asocia con una función cerebral pobre, así como con memoria, velocidad de procesamiento y lenguaje más

deficientes. El cortisol alto tiene un efecto tóxico en el cerebro (específicamente en una parte del cerebro llamada hipocampo involucrada en la memoria a largo plazo). El estrés se asocia con un aumento de la muerte de las células cerebrales. El cortisol elevado se asocia con un mayor riesgo de deterioro cognitivo y enfermedad de Alzheimer.

6. **Diabetes / Obesidad:** Los niveles elevados de cortisol por tiempo prolongado elevan los niveles de azúcar en la sangre y de insulina, lo cual provoca los síntomas clásicos de la diabetes como la resistencia a la insulina y el aumento de peso. ¡El estrés agudo puede elevar tu nivel de azúcar en la sangre tanto o más que un trozo de pastel de chocolate! El cortisol también contribuye a la obesidad abdominal. El cortisol elevado aumenta el riesgo de diabetes, especialmente en personas con sobrepeso. Se sabe que el cortisol aumenta el consumo de alimentos ricos en grasas y azúcar.

7. **Influenza / Neumonía:** Los estudios han demostrado que los niveles elevados de cortisol suprimen el sistema inmunitario y aumentan el riesgo de infección.

8. **Enfermedad Renal:** Como mencionamos anteriormente, el cortisol elevado conduce a un aumento de la presión arterial, un factor de riesgo para la enfermedad renal. Además, los investigadores encuentran que los niveles más altos de cortisol están asociados con una peor función renal.

9. **Suicidio:** El suicidio es la décima causa más común de muerte.

Fue deprimente escribir esa lista. No quiero ser el portador de malas noticias, pero es importante hablar sobre los riesgos y peligros del estrés y el cortisol, especialmente porque vivimos en un sistema médico que trata todo lo demás primero. Sin embargo, no quiero presentar sólo un lado de la historia. El cortisol no es del todo malo. De hecho, es vital para la vida. Un salto matutino de cortisol nos ayuda a levantarnos de la cama por la mañana. El cortisol convierte las proteínas y las grasas en energía y suprime la inflamación en el cuerpo, todo lo cual es útil y necesario. Sin embargo, como vimos anteriormente, lo bueno a corto plazo puede ser mortal a largo plazo. La dosis produce el veneno. Piense en el cortisol como el sistema de alarma. Si la alarma se dispara en alguna ocasión, ofrece protección alertándote de un posible intruso. Si tu sistema de alarma siempre está sonando, ya no es útil como alarma. En lugar de eso, primero molesta y luego hace enloquecer.

Nuestras reacciones al estrés no son iguales para todos, en consonancia con el Principio del Modelo A. En 1998 se realizó un estudio histórico en esta área en el que se hicieron dos preguntas sencillas a 30,000 adultos: 1) ¿Cuánto estrés has experimentado en el último año?; y 2) ¿Crees que el estrés sea perjudicial para tu salud? Ocho años más tarde, los investigadores dieron seguimiento a esos participantes para rastrear sus resultados de salud. Los investigadores encontraron que los altos niveles de estrés aumentaban el riesgo de morir en un 43%. Esto encaja con la idea convencional de que el estrés es malo. Sin embargo, la parte sorprendente del estudio es que este mayor riesgo de muerte sólo aplico a aquellos que creían que el estrés era dañino para su salud. Aquellos que tenían altos niveles de estrés y que creían que el estrés no era dañino no tenían más probabilidades de morir. De hecho, y esta es la buena noticia, estos participantes tenían el menor riesgo de muerte de todos los participantes del estudio, incluso más bajo que los que experimentaron la menor cantidad de estrés. Este único cambio cambió drásticamente su riesgo de muerte.

Entonces, ¿cómo reconciliamos esto con todo lo que sabemos sobre el cortisol? ¿Cómo pueden la mayoría de las personas que experimentan estrés sufrir sus efectos negativos mientras que otras que están bajo los niveles más altos de estrés viven más tiempo? La respuesta es que la respuesta al estrés depende de ti.

El hecho de que una situación sea estresante no significa que tengas que quedarte atrapado en el estrés. Si bien puedo sentir miedo al subirme a una montaña rusa, mi hermana gritaría de alegría. Es nuestra percepción de los eventos en nuestra vida la que determina cómo respondemos al estrés.

En el caso del *Titanic*, el estrés de chocar contra un iceberg abrumó al barco y lo derribó. El *Olympic*, en cambio, se hizo más fuerte. La buena noticia es que no tenemos que ser el *Titanic*. En respuesta al estrés, podemos optar por ser Olímpicos. ¿Cómo podemos usar el estrés para hacernos más fuertes?

La primera lección es que el estrés no es bueno ni malo. Tal como vimos en el estudio anterior, fue la percepción del estrés de los sujetos lo que determinó el efecto que tuvo sobre ellos. ¿Vemos la montaña rusa de la vida como un paseo a temer o una aventura para disfrutar? Es nuestra percepción del estrés lo que marca la diferencia.

La segunda clave es la presencia. El estrés más la presencia pueden ser un catalizador para el crecimiento. Al igual que algo de cortisol es necesario para el funcionamiento óptimo del cuerpo - siendo demasiado o muy poco un problema - lo mismo ocurre con el estrés. Hans Sale, el padre de la investigación del estrés nominado a un total de 17 premios Nobel en su distinguida carrera, llamó a esta cantidad ideal de estrés "eustrés". La idea de una cantidad ideal de estrés se conecta con nuestra comprensión del cortisol. Los investigadores ya saben que muy poco cortisol es mortal (sin él, corres el riesgo de no poder levantarte de la cama por la mañana y de sufrir un colapso por presión arterial baja y niveles bajos de azúcar en la sangre, entre otros problemas), al igual que demasiado cortisol también es mortal. Como vimos, puede contribuir a todas las enfermedades y causas de muerte más comunes. Debido a esto, tiene sentido que el estrés, como el cortisol, sea necesario para la vida y problemático si tenemos demasiado o muy poco. El estrés es un nutriente vital en la vida. Cuanto más presentes estemos, más podremos abarcar un poco del pasado, todo el presente de cara al futuro. Si bien el estrés a menudo limita nuestro enfoque a problemas más inmediatos en los que carecemos de la capacidad de distinguir el bosque de los árboles, con una presencia más amplia podemos abarcar tanto el pasado como el presente mientras nos expandimos hacia el futuro.

La vida, en su esencia, es movimiento. Sin un propósito, grande o pequeño, no tenemos nada hacia donde avanzar y la vida se degrada. A medida que avanzamos hacia una meta, el estrés es inevitable. Los problemas aparecen; las dificultades son endémicas en el viaje de la vida. El estrés es parte del crecimiento, parte del aprendizaje y parte del cumplimiento de nuestro propósito. En resumen: el estrés es parte de la vida. No tiene sentido luchar contra esta verdad. En cambio, el objetivo debe ser abordar estos desafíos con un estado de ánimo óptimo, aceptando el desafío y sus oportunidades de crecimiento.

Múltiples estudios han demostrado que los optimistas viven entre 7 y 15 años más que los pesimistas. Un aumento de 7-15 años en la vida útil. ¡Piénsalo! Es realmente notable. Cuando consideramos que mantener una presión arterial saludable agrega cuatro años de vida - y que no fumar manteniendo un peso ideal y haciendo ejercicio agrega uno a tres años a la vida - el aumento en la esperanza de vida por ser optimista es especialmente sorprendente.

La capacidad de elegir tu estado de ánimo es de dos a siete veces más importante que tu decisión de fumar o no: de hacer ejercicio o no; tu capacidad para mantener un peso saludable; o tu presión arterial saludable. ¿Cuánto tiempo y atención dedicamos, a nivel individual y como sistema de atención de enfermedades, a hablar y prevenir los peligros de fumar y no hacer ejercicio, la obesidad y la presión arterial alta mientras ignoramos el poder de los niveles de humor?

Mantener un nivel de ánimo positivo - especialmente en respuesta al estrés - es poderoso, pero no fácil. Veamos cómo dos pacientes navegaron este viaje. La primera paciente, Alyssa, es propietaria de un negocio de 35 años. Es dueña de una agencia de seguros, está casada y tiene un hijo de nueve años. A Alyssa le diagnosticaron una enfermedad autoinmune de la tiroides, la enfermedad de Hashimoto, y ha tomado dos medicamentos recetados para la tiroides - Synthroid y Cytomel - desde su diagnóstico hace 10 años. Cuando nos conocimos, le pregunté qué había pasado justo antes del diagnóstico de Hashimoto y de comenzar con los medicamentos para la tiroides. Alyssa me contó la trágica historia de su primer embarazo. Cerca de su fecha de parto, ella y su esposo llegaron al hospital llenos de emoción por el nacimiento de su primer hijo. Durante el examen, la enfermera tuvo problemas para localizar un latido del corazón de su hijo. La enfermera se excusó y trajo a una segunda enfermera que tampoco pudo localizar los latidos del corazón del bebé. Los dos hablaron entre sí en tonos susurrados. Alyssa se preocupó y luego se enojó. "Esto no puede estar bien", les dijo. "El bebé está bien. Consiga a alguien aquí que sepa encontrar el latido del corazón. Las dos enfermeras regresaron con la enfermera jefe del piso, quien tampoco pudo encontrar un latido. Se llamó a un médico y se confirmó la triste noticia. Inexplicablemente, su bebé estaba muerto antes de incluso nacer. Alyssa y su esposo presionaron para obtener respuestas, tratando de entender cómo eso era posible. El personal del hospital sólo pudo ofrecer sus condolencias.

Dos días después, Alyssa y su esposo regresaron a casa devastados. Alyssa estaba llorando y deprimida. Anhelaba hablar de su pérdida con su esposo, pero él se negó. Después de la conmoción, se desarrolló un frío helado entre los dos ya que el dolor abrumador que cada uno sentía era más de lo que podían hablar entre sí. Alyssa me dijo que debido al estrés, su matrimonio estuvo al borde del divorcio. A Alyssa le diagnosticaron depresión posparto y le recetaron un antidepresivo. Fue el agotamiento que desarrolló tras su pérdida lo que llevó al diagnóstico de enfermedad de la tiroides.

Una segunda paciente que se enfrentó a un factor estresante importante, María, es una abuela de unos 60 años activa en su iglesia. Ella, a pesar de su complexión delgada y su hábito de caminar todos los días, desarrolló presión arterial alta. No tenía sobrepeso, no fumaba, tenía una dieta saludable, sus niveles de tiroides eran normales, hacía ejercicio todos los días y no reportó un cambio reciente en los niveles de estrés. "Me siento genial", me dijo cuando nos conocimos por primera vez. La razón por la cual su presión arterial estaba elevada era un misterio para ella y para los cuatro médicos que ya había visto. A pesar de que los médicos no pudieron decirle por qué tenía presión arterial alta, le recetaron un medicamento para bajarla. María dudó en tomar un medicamento para una enfermedad de causa desconocida. Sin embargo, María finalmente decidió que se sentía más cómoda tomando un medicamento que viviendo con los riesgos de presión arterial alta. Una vez que tomó el medicamento, continuó buscando la causa, leyendo libros, buscando en la web y asistiendo a cumbres en línea. Intuitivamente sabía que debía haber una causa, incluso si los médicos no habían podido encontrarla hasta el momento.

Yo fui su siguiente parada en su búsqueda de una respuesta. Durante la consulta inicial, volví a preguntar: "¿Qué estaba pasando justo antes del comienzo de la presión arterial alta?" No encontró una respuesta inmediata. Sintiendo su incertidumbre, dije: "Podría ser cualquier cosa. Cualquier cosa nueva o diferente justo antes de eso, incluso si no parece estar relacionado contigo." No sólo le preguntaba sobre los cambios en su salud física antes del desarrollo de la presión arterial alta; también la animé a explorar cambios en su dieta, relaciones, vida familiar, viajes o cualquier cosa que pueda darnos una pista sobre la causa.

Mi regla simple es que todo efecto tiene una causa. Cuando le hice esa pregunta a María, vaciló y luego miró hacia abajo. Volví a preguntar: "¿Qué estaba pasando justo antes de eso?" Fue entonces cuando me contó la historia de su hija que, mientras estaba en la universidad, fue víctima de un estudiante que la espiaba en la ducha. El niño fue descubierto y expulsado de la escuela, pero su hija y la propia María quedaron conmocionadas por la experiencia. A medida que hice más preguntas, aprendí que esta experiencia le recordó a María una vez que un estudiante violó su confianza mientras estaba en la universidad. María no quería discutir exactamente que pasó.

Los médicos trataron tanto a Alyssa como a Maria siguiendo el estándar de atención: recetaron medicamentos para tratar sus síntomas. En ambos casos, los medicamentos ayudaron. Alyssa tenía más energía para seguir adelante después de su pérdida y la medicación redujo la presión arterial de María. Sin embargo, en ninguno de los dos casos se identificó la causa de los síntomas. La idea médica de salud trató los síntomas sin conocer la causa.

¿Cómo sería cuidar la salud en casos como estos? Alyssa y Maria manejarían los estados de ánimo encerrados y el estrés en los incidentes que precedieron a sus síntomas.

Después de que Alyssa terminó de contar su historia de pérdida del embarazo, le pregunté: "En relación con la pérdida, ¿hubo un momento de colapso?"

"¡Sí!", dijo ella. Casi río con alivio. "Un gran colapso. Sabes, ahora que lo pienso, no me he sentido como yo desde ese momento."

Luego le pedí que describiera con exactitud el colapso: cuándo ocurrió, dónde ocurrió y qué sucedió exactamente. "Vuelve al momento del colapso", le dije, pidiéndole que fuera al momento de la pérdida y experimentara los estados de ánimo, las sensaciones y los sentimientos atrapados en ese momento. A medida que procesábamos los estados de ánimo del colapso que no queremos experimentar, Alyssa se dio cuenta de muchas cosas sobre el incidente y cómo le estaba afectando. Mientras los procesaba, se sentía más ligera, con más energía y más feliz. Su estado de ánimo cambió cuando describió el incidente de negativo a positivo. Después de eso, Alyssa trabajó con su médico para dejar de tomar sus medicamentos para la tiroides a medida que su estado de ánimo y sus niveles de energía continuaron mejorando.

"Me siento más como yo misma que en años", dijo Alyssa.

Cuando le hice una pregunta similar a María ("¿Hubo un momento de conmoción?"), dudó. A pesar de una causa y efecto que me pareció clara, María dudaba que la conexión entre el comienzo de su presión arterial alta y el estrés que sentía su hija fuera algo más que una coincidencia de tiempo. Cuando le pregunté sobre su propia experiencia en la universidad, dijo: "Eso fue hace mucho tiempo. Lo hablé con un consejero hace años. Está resuelto." En lugar de abordar el estrés como una posible causa de sus síntomas, eligió comenzar un programa de tratamiento de suplementos y recomendaciones dietéticas. Si bien este programa ayudó a reducir su presión arterial, siguió tomando el medicamento.

Unas semanas más tarde, me volvió a contactar. Su atención había regresado cada vez más al incidente con su hija desde que hablamos por primera vez. Tal vez ella quería explorarlo. Fijamos una hora para hablar más tarde esa semana. Cuando comenzamos la conversación, María describió el impacto de escuchar lo que le sucedió a su hija; describió la terrible experiencia de los meses de investigación y la ira que sentía hacia el niño. Además, describió sentir ira consigo misma por sentir tanta ira hacia otra persona. Ella no quería sentirse así, me dijo. Entonces, de repente – a medio conversación - María dijo que no podía hablar más de esto. Estaba abrumada por la emoción y no quería hablar más. La llamada terminó abruptamente sin resolución. Dos días después recibí un correo electrónico.

La noche después de nuestra conversación, su presión arterial subió a 195/140. Pasó la noche en la sala de emergencias. Los médicos le recetaron un segundo medicamento para la presión arterial y la enviaron a casa después de que se estabilizó su presión arterial. Tan pronto como escuché esto, me sentí responsable. Empezamos una conversación sobre el trauma, pero no la terminamos. Temía que nuestra conversación la hiciera más consciente de la ira que había ahí, sin manejarla por completo.

¿Cómo sé si el estrés contribuyó a los síntomas iniciales de María o a su viaje a la sala de emergencias esa noche? Bueno, desde un punto de vista médico, no lo sé. No existe una prueba para medir el estrés y su conexión con la salud. Sin embargo, lo que sí sé es que tanto el incidente por el que pasó su hija como su propia experiencia en la universidad provocaron bastante emoción. Emoción que era evidente en nuestras conversaciones y enfado que no quería sentir. Si bien todos estos son signos de estrés, no son prueba definitiva de causa y efecto.

No necesitamos pruebas definitivas para saber que alguien es más saludable si no está enojado por disgustos pasados. Hemos creado un sistema de atención de enfermedades en el que lo primero que intentamos es recetar medicamentos para bajar la presión arterial. Tal vez superar la ira no hubiera ayudado a la presión arterial de María, pero sin duda habría estado más saludable de todos modos. Estar presente con los disgustos en nuestra vida, permitiéndonos confrontarlos honestamente y llenándolos de amor, crea un estado de ánimo más positivo, más armonía y - en última instancia - más salud.

Quizá pienses que parece mucho trabajo ser Alyssa y enfrentar los momentos dolorosos de nuestras vidas. En cambio, tal vez parezca más fácil ser María y tratar los síntomas. Sin duda, se necesita mucha valentía y coraje para afrontar la experiencia más dolorosa de nuestras vidas. Sin embargo, tampoco es fácil vivir cada día con la atención atrapada en los disgustos del pasado.

Enfrentar o no enfrentar estos factores estresantes es una elección individual que cada uno puede tomar por sí mismo. Sin importa qué elijas, te invito a que lo hagas:

1. Informado: comprende los efectos, tanto positivos como negativos, que tiene el estrés en nuestra salud.

2. Responsablemente: Comprende que los medicamentos y la cirugía tratan la enfermedad y los síntomas, pero no crean salud.

3. Con Conciencia: Comprende los efectos a corto y largo plazo de la decisión.

Hay dos formas de manejar el estrés. Una es escuchar nuestro cuerpo y, con presencia y amor, trabajar a través de los factores estresantes de la vida. La segunda es ignorar el estrés y tratar la enfermedad. Una nos ayuda a crecer a través de la experiencia y desarrollar la Fuerza Olímpica. La otra ignora las campanas de alarma que están sonando.

El HMS *Olympic* era una embarcación hermana casi idéntica al *Titanic* (era sólo tres pulgadas más corta y pesaba solo 1,000 toneladas menos). De hecho, las dos eran tan similares que las famosas fotos de la gran escalera que se usaba para comercializar el *Titanic* en realidad eran fotos de la gran escalera del *Olympic*. En 1912, cuando el *Olympic* perdió una pala de hélice, fue reemplazada por una del *Titanic*. Eso retrasó su viaje inaugural del 20 de marzo al 10 de abril de 1912.

En la noche del 14 de abril, el *Olympic* estaba a sólo 100 millas de donde se hundió el *Titanic*. Se dirigía a toda velocidad hacia el lugar para recoger a los sobrevivientes hasta que el Capitán Rostron del Carpathia aconsejó a la tripulación del *Olympic* que no se acercara más. El Capitán Rostron temía que los supervivientes del *Titanic*, ya traumatizados, se volvieran locos si llegaba una réplica casi idéntica del *Titanic* para recogerlos.

Tras el hundimiento del *Titanic*, el *Olympic* obtuvo todas las mejoras de seguridad que necesitaba el *Titanic*. Mejoras que habrían evitado un desastre tan mortal. De vuelta en el puerto, el *Olympic* fue equipado con la adición de doble casco - lo que significa que se agregó un casco exterior para proteger el casco interior de daños -mamparos reforzados y 44 botes salvavidas adicionales. En respuesta al estrés de la colisión del *Titanic* con un iceberg, el *Olympic* se fortaleció.

Independientemente de la elección que tomemos de procesar o no los factores estresantes de nuestra vida, podemos elegir que nuestro cuerpo sea más fuerte y capaz de manejar los factores estresantes de la vida. Pensemos en el estrés, una vez más, como ondas energéticas en el agua. Sólo que esta vez, imaginemos que estas olas de estrés no causan pequeñas ondas en un estanque, sino olas gigantes. En la primera mitad de este capítulo vimos cómo podemos, con presencia y amor, calmar los mares al procesar los incidentes dolorosos de nuestras vidas. En la segunda parte de este capítulo veremos cómo podemos construir un barco más fuerte, uno que sea más capaz de manejar las olas rompientes. Un barco más fuerte es más resistente en mares agitados. En la próxima parte discutiremos cómo la meditación, la oración, la gratitud, pertenecer a una comunidad espiritual, caminar y encontrar tu propósito nos ayudan a construir un barco más fuerte.

Una forma de fortalecer nuestro cuerpo es a través de la meditación. En un estudio, tras ocho semanas de meditación, los meditadores principiantes habían aumentado el volumen cerebral en cuatro áreas diferentes del cerebro que corresponden al aprendizaje, la memoria, la empatía y la compasión. La meditación también disminuye la ansiedad y el estrés, retrasa el envejecimiento biológico, mejora la calidad de vida y mejora la salud cardiovascular al disminuir la presión arterial y reducir la acumulación de placa en las arterias.

Una segunda práctica para fortalecer el cuerpo es la oración. Los que oran experimentan beneficios tanto físicos como emocionales. En el aspecto físico, los oradores experimentan una disminución del dolor, una mejor recuperación después de la cirugía, una progresión más lenta de la enfermedad de Alzheimer y una mejor calidad de vida en general. Emocionalmente, los oradores experimentan tasas más bajas de emociones negativas como depresión, ansiedad y estrés. La oración también se asocia con una sensación de calma, paz, aliento y apoyo social.

Una tercera práctica de fortalecimiento es llevar un diario de gratitud. Los periodistas con diarios de gratitud tuvieron menos quejas físicas; reportaron más emociones positivas y menos estrés; hicieron más ejercicio; y lograron más de sus objetivos. Tras dos meses de llevar un diario de gratitud, los pacientes también experimentaron un ritmo cardíaco mejorado y una inflamación reducida.

Una cuarta forma de fortalecer el casco contra las tensiones de la vida es ser miembro de una comunidad espiritual. Los miembros de comunidades espirituales viven más tiempo, con una tasa de muerte 20-55% menor. Los miembros de la comunidad espiritual también tuvieron tasas más bajas de enfermedades cardíacas, presión arterial alta, menos complicaciones de la diabetes y - sorprendentemente - tenían un 90% menos de probabilidades de contraer meningitis, lo que significa que ser parte de una comunidad espiritual fue un poco más eficaz para prevenir la meningitis que la vacuna.

Luego, el simple hecho de salir a caminar al aire libre también hace maravillas para promover la relajación del cuerpo. Se ha demostrado que caminar mejora la función cerebral, normaliza la presión arterial, reduce el riesgo de enfermedad cardíaca (¡alrededor del 40%!) y aumenta la densidad ósea. Caminar también tiene beneficios emocionales, ya que desencadena la liberación de sustancias químicas felices como la serotonina y la dopamina, reduce las tasas de depresión y mejora la autoestima. Caminar durante una hora al día tiene efectos protectores contra el cáncer, ya que ha demostrado reducir el riesgo de cáncer de mama en las mujeres, así como riesgo de cáncer de colon y de endometrio.

Una forma final de desarrollar la fuerza olímpica es encontrando un sentido de propósito. Aquellos que encontraron un propósito claro en su vida vivieron más tiempo y fueron mentalmente más agudos que aquellos que no lo hicieron.

La clave para desarrollar la Fuerza Olímpica es convertir el estrés, que es negativo para la mayoría, en positivo. Hacemos esto de dos formas principales. Primero, confrontamos el factor estresante con presencia y amor, lo que nos permite calmar las aguas de la vida. Segundo, desarrollamos la Fuerza Olímpica adoptando prácticas para fortalecer nuestro cuerpo contra los factores estresantes de la vida.

Un sinónimo de estrés es mal-estar. Sin embargo, sabemos que el estrés no tiene por qué ser sinónimo de malestar. De hecho, una nueva investigación muestra que - con la perspectiva correcta, presencia y amor - el estrés puede ser sinónimo de salud, crecimiento y longevidad.

Sin embargo, debo admitir que esto es difícil. Muy, muy difícil. Escribo esto a casi 30 años de mi primer dolor de cabeza. Sólo con esa clase de distancia puedo escribir sobre los beneficios de sufrir durante años un dolor de cabeza debilitante. La década de jaquecas fue dolorosa, nauseabunda y - a menudo - más de lo que quería soportar. Debido a esto, incluso cuestioné si vivir así podía considerarse vida. A veces, no quería seguir viviendo.

Ahora, con el beneficio del tiempo y la perspectiva, estoy agradecido por los dolores de cabeza que me hicieron más fuerte, más inteligente y - en última instancia - me ayudaron a encontrar mi propósito. Si bien en ese momento deseaba mucho que se fueran, sin los dolores de cabeza habría perdido un catalizador clave para el crecimiento en mi vida. Fue a través del dolor palpitante, la oscuridad y la desesperanza que me vi obligado a crecer, mejorar y resolver las dificultades que me presentaba la vida. Afortunadamente, con la ayuda de muchos otros, lo hice. Hoy soy una mejor persona gracias a los dolores de cabeza. Soy un mejor médico para mis pacientes debido a los desafíos que enfrenté.

Que quede claro: no le desearía ese nivel de dolor a nadie. Ni siquiera a mí mismo. Sin embargo, a veces así son los desafíos de la vida. Las áreas en las que necesitamos crecer son exactamente las áreas que más resistimos. Las cosas que nunca querríamos enfrentar son exactamente lo que nos vemos obligados a enfrentar y, a menudo, exactamente lo que necesitamos enfrentar para crecer. Si confrontamos el dolor de frente, podemos crecer a través del proceso.

Lo que deseo a todos es que, si están pasando por estrés, sigan adelante. Atraviésenlo con presencia y amor. Crezcan a través de la experiencia y utilícenla para fortalecerte y volverse más resistentes. En resumen, utilicen el estrés para desarrollar la Fuerza Olímpica.

Así continuó mi historia, mi viaje…

Tras aprender estas lecciones, volví a ver al médico holístico y reenfoqué mis esfuerzos en crear salud. Mientras hacía esto, mi salud mejoró lentamente. Pero fue lento. Para recuperarme, me tomé un descanso de seis meses de los deportes y modifiqué mi horario escolar, dejando una clase presencial y tomando una clase de estudio independiente en su lugar. Durante mi último año de escuela preparatoria, lo siguiente era un día promedio para mí: me despertaba e iba a la escuela con un dolor de cabeza casi constante. Luego, tan pronto como llegaba a casa me acostaba en el sofá colapsado de dolor. Por lo general, me acostaba allí durante dos o tres horas para cargarme de fuerza mental suficiente para intentar unos 30 minutos de tarea. Ese era el límite de lo que podía tolerar la mayoría de las tardes ya que la concentración exacerbaba el dolor. Luego, después de cocinarme algo rápido, volvía al sofá y me iba a la cama. En mi segundo semestre el dolor mejoró, pero cuando la conversación con amigos y familiares pasaba a mis planes universitarios, me preguntaba si podría ir. En casa tenía la red de seguridad de la familia para cuidarme cuando estaba enfermo y temía lo que sucedería cuando un fuerte dolor de cabeza me golpeara fuera de casa. Cuando - no si – tuviera un fuerte dolor de cabeza y pasara días en cama, ¿quién me traería agua y me recordaría comer? ¿Quién me ayudaría a asegurarme de que tuviera un lugar tranquilo y oscuro para descansar?

Mientras aún me decidía, encontré una universidad dispuesta a trabajar conmigo para atender mi solicitud de un dormitorio con estufa, horno y refrigerador para poder cocinar mis comidas. Eso me ayudó a tranquilizarme; al menos tenía resuelta la comida. Después de graduarme, y con una mejora continua, decidí ir a la universidad a pesar de las incógnitas.

Algo extraño sucedió cuando llegué al campus. Mis dolores de cabeza mejoraron. Fue una mejora notable que no se podía atribuir directamente a algún cambio en lo que yo hacía. No podía explicar exactamente por qué.

En lugar de temer que estaba solo, inseguro de quién me cuidaría, me sorprendí a mí mismo al disfrutar de mi nueva libertad. Me preguntaba si este gozo afectaba mi salud de manera positiva. Esto me hizo sentir curiosidad. ¿Por qué debería importar mi sentimiento de libertad? Para este punto ya había estudiado sobre salud y nutrición durante años, mas que nada para tratar de curarme a mí mismo. Sin embargo, nadie me había explicado cómo era que cosas como la libertad y el estado de ánimo podían ayudar a mejorar los dolores de cabeza.

Esa pregunta persistió durante unos seis años hasta que, en agosto de 2009, asistí a un seminario durante mis estudios quiroprácticos. Sin embargo, este no fue un seminario sobre quiropráctica, nutrición, medicina alternativa o incluso salud. Este fue un seminario de desarrollo personal.

Mi dificultad con el seminario comenzó de inmediato. Luché incluso para entrar al edificio, encontrando puerta cerrada tras puerta cerrada mientras buscaba la entrada. Esto presagió mi dificultad para entender el material.

Uno de los primeros ejercicios del curso fue un ejercicio de presencia. Fue una prueba de nuestra capacidad de concentración, de simplemente estar allí, sin movernos ni hablar. Hicimos el ejercicio durante 20 minutos. Durante ese tiempo, la habitación estuvo en silencio, pero mis pensamientos eran bastante ruidosos. Luego de ese ejercicio, el docente definió qué es presencia.

La mejor definición de **PRESENCIA** eres Tú, el Ser espiritual o divino, siendo plenamente consciente y en el nivel de ánimo óptimo, *aquí*.

La presencia, explicó mi maestro, es un estado espiritual.

Mentalmente, no podía comprender esta idea. Siempre me había identificado como mi cuerpo. La idea de que la palabra "yo" no describiera mi cuerpo era un pensamiento discordante. Mientras hacía el ejercicio, tuve la experiencia de no ser mi cuerpo. En cambio, me sentí más grande que mi cuerpo, como si rodeara mi cuerpo. Este sentimiento me llevó a pensar que tal vez los cambios en este "yo" energético que rodeaba mi cuerpo también podrían afectar mi salud. Mientras que antes me había centrado más en las intervenciones físicas como la dieta, los suplementos, la quiropráctica, el ejercicio y evitar toxinas, me preguntaba si al comprender y centrarme en las dimensiones energéticas y espirituales podría crear salud más fácilmente.

Esto, entonces, me llevó a reflexionar sobre mi experiencia de ir a la universidad. Vivir en un dormitorio no debería haber sido una experiencia más saludable que vivir en casa, tener mi propia habitación tranquila, con agua *limpia y alimentos de alta calidad disponibles. Mi mejoría a pesar de estas circunstancias significaba que había algo más que no sabía. Quizás fue en este nivel energético que conceptos como libertad y felicidad afectaron mi salud.*

Durante las semanas tras el curso de desarrollo personal, estudié y reestudié el material del curso tratando de comprender el concepto de presencia que a la vez me parecía totalmente extraño y, al mismo tiempo, completamente intuitivo. Al hacerlo, noté cambios positivos en mi vida. Mis pacientes en la clínica mejoraban; mis relaciones con amigos y familiares eran más armoniosas. Además, tuve la idea de tener más amor en mi vida y las cosas empezaron a funcionar como yo quería un poco más a menudo. Incluso la escuela se sentía más fácil para mí. Aún si no entendía completamente lo que había cambiado, parecía que el mundo me respondía de manera diferente. Además, casi como un beneficio secundario, los dolores de cabeza continuaron mejorando.

Sin embargo, el evento más milagroso se produjo pocos días después del curso. El jueves 27 de agosto de 2009, alrededor de la 1:15 p.m., almorcé tarde. No estoy seguro de por qué, pero mi intuición me llevó a salir temprano de clase y conducir menos de una milla por la calle hasta Baby Tommy's Slice of New York Pizza. Era un restaurante que, a pesar de su proximidad a la escuela y debido a mi dieta generalmente estricta, probablemente visité sólo dos veces durante mis cinco años viviendo en la zona.

Mientras estaba en Baby Tommy's, tenía mis notas del

curso esparcidas frente a mí. Esta vez fue diferente. En lugar de confusión sentí una sensación de certeza. Mientras lo hacía, los pensamientos se precipitaron. Escribí furiosamente para capturar lo más posible de la experiencia.

Durante la siguiente media hora, entre la 1:30 y las 2:00 p.m., escribí con claridad una meta para mi vida. Me tomó sólo unos minutos y sucedió - de todos los lugares - en un restaurante de pizza, como si esta inspiración sin nombre tuviera un sentido del humor cósmico y un amor por la ricota. Durante ese tiempo, las palabras vinieron a mí. Fluyeron. Mientras escribía, me inspiré a buscar palabras y averiguar exactamente lo que significaban. Esto me permitió escribir con una claridad que nunca antes había experimentado y que he luchado por recrear desde entonces.

Al final tenía cuatro párrafos inspiradores:

Mi sueño principal es capacitar a las personas de todo el mundo para alcanzar mayores niveles de salud y bienestar a través de la educación y los procesos individualizados que resulten en la expresión más completa de su potencial innato.

Esto conducirá a un cambio transformador en el punto de vista del mundo hacia la salud, el bienestar, la enfermedad y los síntomas.

Lo lograré, junto con otros, a través de un programa educativo para adultos de primer nivel, clínicas ubicadas en todo el mundo y miles y miles de sanadores educados que practiquen su oficio con diligencia y habilidad.

El resultado será una mayor calidad de vida para millones y millones de seres más saludables.

Con eso tenía una misión clara, una meta que resonaba profundamente en mí y que me guiaría durante más de una década de mi vida.

Además – y no por casualidad - cuanto más claro y concentrado estaba en mi propósito principal de ayudar a los demás, más seguía mejorando mi propia vida. Durante la última década, a medida que aprendí más y más sobre ayudar a los demás y dediqué más y más tiempo a mi misión, más mejoraron mis dolores de cabeza.

> "Los problemas no pueden resolverse con el mismo nivel de pensamiento que los creó."

ALBERT EINSTEIN

CAPÍTULO 6

EL PRINCIPIO DE TU YO DORADO

El Poder del Tú Infinito

Una de las primeras clases que tomé en la escuela de posgrado fue Filosofía Quiropráctica. Durante este curso, mi profesor nos presentó el término Inteligencia Innata, definido como la sabiduría innata responsable de gobernar todas las funciones vitales del cuerpo. La inteligencia innata, aprendimos, permite que el cuerpo funcione sin que lo pensemos. Dirige al cuerpo para que produzca 3,000,000 de glóbulos rojos nuevos y recicle 3,000,000 de glóbulos rojos viejos todos los días. Organiza nuestro sistema inmunológico para combatir el peligro. Regula nuestra presión arterial, frecuencia cardíaca y respiración sin que nos demos cuenta. Es responsable de dirigir la curación cuando estamos lesionados, de producir analgésicos cuando estamos heridos y de gobernar la digestión y la absorción de nutrientes. En resumen, es la fuerza vital - no material - que orquesta las células, los tejidos, los órganos y los sistemas del cuerpo para que trabajen unidos.

La Inteligencia Innata permite que las culturas estudiadas por Price sepan intuitivamente qué es saludable y qué no. Sería la misma inteligencia innata que permite a la madre proporcionar al bebé exactamente lo que necesita. Además, aprendimos que la interferencia o interrupción de esta inteligencia innata es lo que produce la enfermedad.

La idea de la Inteligencia Innata tiene muchos nombres. En medicina alternativa se le llama Espíritu. En la filosofía cristiana se le llama alma. En la jerga de la Nueva Era se le llama conciencia o conocimiento. En la medicina ayurvédica, la medicina tradicional de la India, se llama prana. El indólogo Georg Feuerstein señala que el término es casi universal: "Los chinos lo llaman *chi*, los polinesios *mana*, los amerindios *orenda* y los antiguos alemanes *od*. Es una energía 'orgánica' omnipresente". No importa cómo lo llamemos, el principio trasciende la cultura o el credo. Este no es un libro sobre religión; es un libro sobre salud. Como tal, quiero centrarme no en lo que es diferente entre culturas, sino en lo que es igual. Ya sea que se llame alma o espíritu, conciencia o conocimiento, *chi*, *mana*, *orenda*, *od* - incluso inteligencia innata - este es el principio vital fundamental para la curación y la salud.

En cada uno de estos ejemplos, vemos el poder del tú, el Espíritu. Tú eres la fuerza energética que dirige toda curación, con o sin intervención física, como se evidencia en los estudios sobre el placebo. Es el estrés de las ACEs, las experiencias adversas de la infancia, lo que primero perturba tu ser espiritual, poniéndote en un estado de miedo y protección en lugar de un estado de armonía, sanación y amor. Antes de que el estrés se manifieste en el cuerpo, primero se propaga a través del yo espiritual y sólo más tarde se manifiesta como enfermedad en el cuerpo físico. La salud es más que vitaminas y minerales, músculos y órganos, drogas y toxinas. Te invito a mirar más allá de lo físico, ya que la salud no se crea de afuera hacia adentro, sino en nuestro interior.

Este tú espiritual es la omisión más evidente en nuestra idea actual de salud. La idea médica actual de la salud es reduccionista (violando el Principio de Yellowstone), ignorando el todo para centrarse en las partes. Es de una talla única para todos (violando el Principio del Modelo A), ignorando nuestra individualidad. Es materialista (violando el Principio Cuántico) al decir que todo lo que importa es la materia. Además, como vimos en el último capítulo, minimiza - si no ignora por completo - los efectos del estrés y la tranquilidad (violando el Principio Olímpico). Debido a que el yo espiritual es holístico, individual, energético y el primer nivel en el que actúa el estrés, al ignorar estos primeros cuatro principios por definición se excluye al yo espiritual. Eso es una verdadera lástima, porque el tú espiritual abarca tu poder infinito, tu conocimiento infinito, tu presencia infinita y tu habilidad infinita para crear salud.

A principios del siglo XX había una estatua de Buda de tres metros en Bangkok, Tailandia. Pasó 20 años en exhibición al aire libre, alojado bajo un techo de hojalata simple en un templo - Wat Traimit - de menor importancia. Era una estatua hecha de arcilla y vidrio coloreado.

Dos décadas después, se construyó un edificio para albergar la estatua. Cuando el edificio estuvo listo, los encargados de la mudanza prepararon un sistema de poleas para trasladar la gran estatua a su nuevo hogar. Cuando la estatua se acercaba a su destino, una cuerda cedió y la estatua de arcilla cayó al suelo. Cayó duro. La estatua se agrietó. Parte del yeso se desprendió. Los transportistas se detuvieron para evaluar los daños.

Esa tarde empezó a llover. Para proteger la estatua, los monjes cubrieron la estatua con una lona. En medio de la noche, el monje principal se despertó para ver cómo estaba la estatua. Usando una linterna, examinó el exterior de terracota. Cuando la luz de su linterna dio justo en la grieta, la estatua brilló. *¿Qué fue eso?* El monje debe haberse preguntado. Cuando se acercó a la estatua, la estatua volvió a brillar. El monje volvió a la cama, sin duda reflexionando sobre lo que vio.

Al día siguiente, los monjes volvieron a examinar la estatua a la luz del día. Lo que notaron no fue una estatua de arcilla agrietada sino un destello de oro. Mientras los trabajadores retiraban cuidadosamente el yeso, descubrieron una estatua hecha de oro. Cinco toneladas y media de oro puro, para ser exactos, que consta de nueve partes que encajan perfectamente entre sí. Una estatua invaluable forjada en oro con un valor de más de 300 millones de dólares a precios actuales.

Para entender por qué una obra maestra de oro se cubrió con arcilla y se ocultó a la vista, debemos retroceder en el tiempo.

La frontera entre Birmania (actualmente Myanmar) y Siam (actualmente Tailandia) estuvo plagada de conflictos a mediados del siglo XVIII. Hubo 11 guerras birmano-siamesas diferentes entre 1759 y 1855. Los birmanos eran conocidos por fundir el oro de las naciones que conquistaban. Durante una de las guerras birmano-siamesas, los siameses cubrieron el Buda dorado con terracota y cristales de colores para ocultar su valor y protegerlo de sus enemigos. Todos los que sabían del verdadero valor de la estatua murieron en la guerra. Cuando los birmanos conquistaron el Reino de Ayutthaya de Siam, destruyeron la mayoría de los templos prominentes y derritieron gran parte de su oro, pero debido a que el Buda dorado permaneció oculto, fue ignorado.

Durante los conflictos, el rey Rama I estableció a Bangkok como la nueva capital de lo que ahora es Tailandia. Bangkok estaba más segura de los invasores que la capital anterior, Ayutthaya, ya que colindaba con el río Chao Phraya al oeste y el pantanoso Mar de Barro al este.

Como parte del proceso de establecimiento de la nueva capital, el rey Rama I encargó la construcción de nuevos templos y ordenó la reubicación de todas las imágenes de Buda de los templos en ruinas de todo el reino a Bangkok. Una de esas estatuas era la estatua cubierta de terracota y vidrio de colores que escondía 5.5 toneladas de oro. Encontró un hogar en Wat Chotanaram, un templo de Bangkok, donde estuvo alojado durante más de 100 años. Sólo años después, después de que se cayera, se descubriría la verdad sobre su núcleo interno dorado.

La verdad es que cada uno de nosotros somos como esa estatua de oro cubierta con arcilla. Lo que vemos, superficialmente, es sólo una fracción de la verdad. Nuestro poder interior es mucho mayor de lo que parece. La idea médica de salud trata la enfermedad. Si tenemos una grieta - una enfermedad - se tapa.

El Principio de Tu Yo Dorado adopta un punto de vista completamente diferente. No es la grieta lo que importa, sino el tú dorado interior. De hecho, las grietas ocurren a medida que vivimos la vida. Sin embargo, no tienen por qué ser del todo negativas. Al contrario, pueden ser oportunidades para desbloquear tu yo dorado. Aprovechar este poder interior es la clave para crear salud.

En nuestra esencia, cada uno es como esa estatua dorada. Somos seres de gran riqueza interior. Sin embargo, como la estatua, nuestra increíble riqueza a menudo está cubierta de suciedad, polvo y barro. A veces se oculta durante días, a veces meses y a veces años. En el caso de la estatua, estuvo tapada durante dos siglos. Sin embargo, no importa cuánto tiempo esté escondido tu yo dorado; siempre está ahí. Está listo para que en las circunstancias adecuadas - un golpe, una grieta o una caída - capte la luz de forma adecuada y brille.

Para crear salud, debes desbloquear tu poder infinito. Debes comprender que tú, el tú espiritual, es el verdadero sanador. Esta es la base de toda salud y curación. Los médicos pueden ser expertos en medicina, pero tú eres y siempre serás el experto en tu salud. No importa el medicamento, la comida, la hierba, el ejercicio o la terapia, nada puede sanarte por sí solo. En cambio, la droga, la comida, la hierba, el ejercicio o la terapia son sólo herramientas con el potencial de desbloquear tu propia capacidad de curación. Toda sanación debe venir desde adentro. Las drogas no curan y los médicos no curan. Esto puede sonar obvio en este punto del libro, pero tampoco lo hacen los alimentos, los suplementos, los ajustes o los ejercicios. Permíteme darte un ejemplo: ¿cómo reduce el brócoli las tasas de cáncer de mama o mejora la función hepática e intestinal? ¿Es por algún poder mágico en el brócoli? No. En cambio, el brócoli tiene un alto contenido de fibra que apoya la función intestinal. Además, el brócoli tiene un alto contenido de nutrientes que respaldan la función hepática saludable y facilitan la desintoxicación de drogas y toxinas, así como hormonas adicionales. Entonces, el brócoli sólo funciona porque le da al cuerpo lo que necesita para hacer lo que ya está tratando de hacer. Para probar este punto, dale brócoli a una persona muerta y ve qué sucede. Te arruino el final: la respuesta es nada. ¿Por qué? Porque esta fuerza vital, la fuerza vital que separa a un cuerpo vivo de un cuerpo muerto, es necesaria para la sanación. Cualquier intervención que cree sanación sólo funciona porque trabaja con esta fuerza vital, ya sea proporcionando lo que se necesita o eliminando lo que no se necesita. De hecho, incluso los sanadores no te curan. En lugar de eso, ayudan a crear salud sólo en la medida en que trabajan con su capacidad innata para sanar. Con este conocimiento, quiero que asistas a cada reunión con cualquier proveedor de atención médica empoderado, sabiendo que la salud y el conocimiento se encuentran en ti. Eres tu mejor médico. Tú estás a cargo de un organismo capaz de fabricar todos los productos farmacéuticos necesarios para reducir la presión arterial, apoyar la desintoxicación, aliviar el dolor, minimizar la inflamación, diluir la sangre y promover la curación. Todo esto viene de dentro. La verdad número uno en tu salud eres tú.

Un segundo mensaje de este libro a reflexionar es que, si estás luchando contra una enfermedad, no te concentres en tratar la enfermedad (deshacerte del problema), sino en crear salud. Busca la salud; no evites la enfermedad. Debemos concentrarnos en lo que queremos y no dejar que nuestro enfoque se desvíe hacia tratar de eliminar los problemas. De hecho, la enfermedad no es una condición en sí misma. Así como la oscuridad se define como la ausencia de luz, también la enfermedad se puede definir como la ausencia de salud. ¿Cómo nos deshacemos de la oscuridad? ¿Luchamos contra la oscuridad, maldecimos a la oscuridad, medicamos a la oscuridad? ¿O simplemente encendemos la luz? Para deshacernos de la oscuridad no nos enfocamos en eliminar lo que no queremos, sino que agregamos lo que sí queremos: la luz. Debe ser lo mismo con la enfermedad. Si cambiamos nuestro punto de vista de ver la enfermedad como un problema en sí mismo, podemos reconocerla como un signo de falta de salud.

Cuando te enfrentes a una enfermedad, piensa en la enfermedad no como la presencia de algo, sino como la ausencia de salud. Si la salud está ausente, ahora tienes cinco principios a aplicar para restaurar tu propia salud. Porque la verdad es que no puedes estar sano y enfermo al mismo tiempo. Así que no pierdas el tiempo luchando contra la enfermedad; en cambio, centra tu atención en crear salud.

REFLEXIONES FINALES

En el futuro, mi esperanza es que cuando te enfrentes a una cuestión de salud puedas utilizar estos principios para guiarte en tu búsqueda de respuestas. ¿Es un alimento saludable? ¿Me conviene un tratamiento de moda? ¿Qué pasa con este nuevo dispositivo del que me habló un amigo? ¿Debería usarlo? Cuando te enfrentes a preguntas que desconozcas, te invito a volver a lo que sí sabes: los cinco principios de la salud. Pregúntate: ¿El nuevo alimento, tratamiento o dispositivo está alineado con el Principio de Yellowstone, el Principio del Modelo A, el Principio Cuántico, el Principio de Fuerza Olímpica y el Principio de Tu Yo Dorado? En la medida en que lo esté, creará salud.

Finalmente, te invito a que busques sanadores para que te ayuden en este viaje. Los sanadores, los verdaderos doctores de la salud, no se encuentran (a menudo) en los hospitales. Son los quiroprácticos, los naturópatas, los sanadores energéticos (como los practicantes de Reiki), los acupunturistas, los masajistas, los fisioterapeutas, los herbolarios, los asesores nutricionales, los osteópatas, los reflexólogos, los homeópatas, los doctores en medicina funcional y practicantes de la medicina ayurvédica. Son los maestros de meditación, consejeros y entrenadores de salud. Estos son los verdaderos sanadores que trabajarán contigo para ayudarte a crear salud y evitar el hundimiento del barco de un sistema de atención médica enfermo.

No esperes hasta que necesites al sistema médico para tratar enfermedades o evitar la muerte. Para entonces pudiera ser demasiado tarde. En cambio, es mucho mejor crear la salud de forma proactiva. Es mejor no arriesgarte a morir en el *Titanic* si puedes evitarlo.

Sin embargo, si te encuentras atrapado en el *Titanic* de la medicina, busca un bote salvavidas con urgencia. El *Carpathia*, el bote salvavidas que llevó a salvo a 705 sobrevivientes del *Titanic* a la ciudad de Nueva York, está aquí. Nos espera para llevarnos el resto del camino. Los sanadores enumerados anteriormente te dirigirán hacia el bote salvavidas. Los principios de este libro te ayudarán a reconocerlos cuando aparezcan.

La salud es tuya para crearla. Porque, ciertamente, el mejor sanador siempre está en ti. Incluso si está cubierto de arcilla, permanece listo para brillar.

Que este libro sea el destello de luz que libere tu yo dorado.

AGRADECIMIENTOS

Fue un largo viaje desde estar atrapado en la cama, con la cabeza retumbando y las cortinas cerradas – decidido a que mi vida no podía seguir así - hasta escribir la sección de agradecimientos de este libro. No es un viaje que pude haber hecho por mi cuenta. No hay palabras para comunicar lo agradecido que estoy por cada persona que me apoyó, contribuyó e incluso se opuso en este viaje. Es mejor intentar y fallar que nunca intentarlo. Como tal, mi intención es que estas palabras no sólo reconozcan a todos los que fueron parte de mi viaje, sino que también capturen mis sentimientos de amor, gratitud y aprecio que son abundantes.

Hay dos viajes que intersectan en este libro: el de mi propio viaje de salud y el de la redacción de este libro. Comenzaré reconociendo a aquellos que contribuyeron a mi camino de salud.

A mis padres, que pasaron años llevándome a citas médicas, sentados en salas de espera, buscando leche de arroz y - sobre todo, - no dándose por vencidos, confiando en que siempre saldría genial de mis años en el sofá. Ellos lo sabían incluso cuando yo no. A todos los médicos, enfermeras y sanadores que trabajaron conmigo, incluso dentro de la idea médica de salud. Es por mi experiencia en el sistema médico, con medicamentos e ideas que no funcionaron, que me vi obligado a seguir buscando para encontrar la verdadera salud. Debido a esto, incluso aquellos que no aliviaron mi dolor de cabeza me ayudaron a acercarme a la verdadera salud. Además, estoy agradecido por todos los practicantes en mi viaje, sobre todo el Dr. Marc D'Andrea, el médico de pruebas musculares en Atlanta que me enseñó tanto y me ofreció el primer bocado de esperanza que encontré en mi viaje y luego me llenó de más esperanza una y otra vez.

Egoístamente, estoy agradecido por todos los pacientes y clientes que he tenido la bendición de atender. Gracias por hacerme reír, impulsarme a aprender y permitirme practicar con seriedad lo que amo y vivir mi sueño primario. Gracias también por compartir honestamente sus victorias, sus fracasos, sus confusiones y sus preguntas que me empujaron a aprender más, crecer más y comunicarme más claramente. Así como aprendí a ser un mejor sanador para otros, aprendí a ser mejor sanador para mí mismo.

Cuando pienso en el proceso de escribir un libro, es un enorme milagro que siquiera comenzara este libro… por no hablar de terminarlo. En la universidad - mientras investigaba cómo cambiar de carrera durante mi segundo año colegial antes de elegir la escuela de pre-medicina y quiropráctica - consideré 13 carreras diferentes, incluyendo no tener una carrera y crear una carrera personalizada. Sólo había una carrera que estaba 100% descartada: inglés. A ese grado odiaba escribir. El hecho de que este libro esté completo es otro recordatorio de la existencia de un increíble sentido del humor cósmico.

Llegar de ahí a aquí fue el trabajo de muchos, muchos seres que me inspiraron en mi escritura. Entre los que merecen un reconocimiento especial se encuentra una persona especial que apareció cada vez con mayor frecuencia en mis horas creativas más oscuras. Kay Honeyman es una profesora y editora brillante que tuvo el increíble don de conocer el libro que yo quería escribir mejor que yo. Ella tenía esta sensación especial de saber exactamente cuándo estaba listo para renunciar a la idea de escribir un libro y compartir lo correcto para ayudarme a superarlo. Además de esto, me guio durante los últimos dos años y sus ideas han sido invaluables. También Mona Gambetta de Brisance quien siempre creyó en mí y en este proyecto. Una simple llamada telefónica o un mensaje de ella siempre lograban levantarme el ánimo y empujarme hacia adelante en este viaje creativo.

A mi familia, por todo, pero en específico por su confianza constante en mí y su cultivo de un entorno en el que todo era posible.

A todos mis compañeros de clase, amigos escritores, maestros, primeros lectores cuyos comentarios y reconocimiento me inspiraron a seguir adelante. A todos los grandes artistas, escritores, pensadores y maestros que me inspiraron a soñar este loco sueño de poder escribir un libro. A todos los que siguieron su pasión, que intentaron lo imposible, por demostrarme que es posible hacer lo que amas. Para todos los seres que contribuyeron con las ideas del libro y me empujaron a seguir escribiendo, a seguir refinando mis ideas y me empujaron hacia adelante incluso cuando no podía ver el camino.

A mis coaches, especialmente a Ceil Stanford y Raul Rivera, por ayudarme a trabajar en mis propias áreas de carga, miedo y confusión en torno a este libro y por hacerme responsable de mis propios sueños y metas. A Alan C. Walter, cuyas obras me han inspirado, guiándome como la proverbial luz al final del túnel. A todos los compañeros de equipo que me han inspirado y guiado a crear este libro.

Un agradecimiento especial a nuestro equipo de oficina a lo largo de los años, especialmente a Marty y Denise, por su apoyo, confianza y todo lo que hacen para ayudarme a tener tiempo para dedicarlo a este sueño.

Por último - pero no menos importante - a cada uno de ustedes por tomar este libro, leerlo y compartirlo con amigos. Gracias por lo que fuiste, lo que eres y lo que serás.

Reconocimiento Especial para la Edición Española

Es un momento especial para mí el traducir este libro al español. Cuando crecía en Miami, me sorprendía entrar a muchos consultorios médicos con letreros en español en sus paredes y traducciones al inglés más pequeñas debajo. Ese momento despertó en mí el deseo de comprender un idioma y una cultura que me rodeaban, pero que estaban más allá de mi capacidad de comprensión. En la universidad estudié español con una especialidad en clases de pre-medicina. Trabajé duro para aprender el idioma y poder hablarlo con fluidez.

Años más tarde - después de estudiar durante un verano en España y México, un mes de voluntariado en Ecuador y repetidos viajes de negocios a México - ese sueño de hablar español se hizo realidad. Ahora, con el lanzamiento de *Tu Eterna Juventud* en español, me siento honrado de poder compartir mi mensaje de salud con quienes se sentaron conmigo en esa sala de espera cuando era niño y solo podían leer en español, así como con millones que hablan español en todo el mundo.

Un agradecimiento especial a Rudy Jacinto por su dedicación y conocimiento al traducir este libro al español y a Raúl Rivera Jr. por su experiencia en la revisión de la traducción y su convicción de que este mensaje debía compartirse con una audiencia más amplia. Gracias también a la familia Rivera, especialmente a Concepción Gómez, por su continuo apoyo y reiteradas invitaciones para compartir este mensaje en México.

Y gracias a ustedes, mis lectores españoles, por elegir este libro y compartirlo con sus amigos. Espero sinceramente que te ayude a crear *Tu Eterna Juventud.*

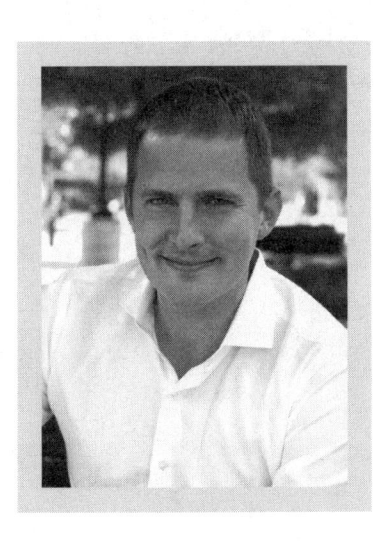

SOBRE EL AUTOR

La misión del Dr. Jeff Crippen es vivir la vida al máximo y ayudar a otros a hacer lo mismo. Es un quiropráctico que disfruta ayudar a otros a liberar su verdadero potencial.

Su pasión surge de sus propias luchas personales.

A los seis años comenzó a sufrir migrañas. Durante los siguientes siete años, sus dolores de cabeza continuaron empeorando pese a la mejor atención médica que pudo encontrar. En su punto más bajo, Jeff tenía un dolor de cabeza que duró más de dos años sin cesar.

A los 13 años encontró la poderosa combinación de quiropráctica y atención nutricional individualizada. Al combinar estas dos poderosas fuerzas, pudo liberar su propia habilidad para sanar.

Durante la última década, Jeff ha ayudado a clientes a través de la quiropráctica y la nutrición en su clínica de bienestar en Saint Jo, Texas, así como a través del entrenamiento de mentalidad individualizado con el Centro Avanzado de Liderazgo y Coaching. Considera que un enfoque holístico - optimizando el cuerpo, la mente y el espíritu – es la forma más eficiente y efectiva para crear Tú Eterna Juventud.

REFERENCIAS Y RECURSOS SELECTOS

Si bien se consultaron muchos libros, artículos científicos, documentos históricos, conferencias y recursos web durante la redacción de este libro, el autor desea reconocer a los siguientes libros por ser especialmente útiles.

Los Secretos para Aumentar Tu Poder, Riqueza y Felicidad de Alan C. Walter

La Biología de la Creencia del Dr. Bruce Lipton

La Danza de los Maestros Wu Li de Gary Zukav

La Ciencia del Bienestar de Wallace D. Wattles

Individualidad Bioquímica de Roger Williams

Nutrición y Degeneración Física de Weston A. Price